博客：http://blog.sina.com.cn/bjwpcpsy
微博：http://weibo.com/wpcpsy

[德] 伯特·海灵格 著　周鼎文 译

心灵之药

身心疾病的系统排列个案集

世界图书出版公司
北京·广州·上海·西安

图书在版编目（CIP）数据

心灵之药：身心疾病的系统排列个案集 /（德）伯特·海灵格（Bert Hellinger）著；周鼎文译. —北京：世界图书出版有限公司北京分公司，（2025.5重印）
书名原文：To the Heart of the Matter
ISBN 978-7-5062-8740-1

Ⅰ.①心… Ⅱ.①海… ②周… Ⅲ.①心理学—心理治疗 Ⅳ.①R749.055

中国版本图书馆CIP数据核字（2010）第224326号

To the Heart of the Matter © 2001 Bert Hellinger
Hellinger Publications, GmbH & Co. KG
publications@hellinger.com
www.hellinger.com
Simplified Chinese edition © 2011 Beijing World Publishing Corporation
All rights reserved.

书　　名	心灵之药：身心疾病的系统排列个案集 XINLING ZHI YAO
著　　者	［德］伯特·海灵格
译　　者	周鼎文
责任编辑	李晓庆
封面设计	佟文弘
出版发行	世界图书出版有限公司北京分公司
地　　址	北京市东城区朝内大街137号
邮　　编	100010
电　　话	010-64038355（发行）　64037380（客服）　64033507（总编室）
网　　址	http://www.wpcbj.com.cn
邮　　箱	wpcbjst@vip.163.com
销　　售	新华书店
印　　刷	三河市国英印务有限公司
开　　本	787mm×1092mm　1/16
印　　张	15.5
字　　数	255千字
版　　次	2011年1月第1版
印　　次	2025年5月第19次印刷
版权登记	01-2010-3209
国际书号	ISBN 978-7-5062-8740-1
定　　价	49.00元

版权所有　翻印必究
（如发现印装质量问题，请与本公司联系调换）

智者云：

散布在满山遍野的东西，
首先要找到它的中心点，
然后将之一一收集起来，
成为一个整体。

只有找到中心，
丰富才有本质、才有真实，
疑惑才得以澄清、简化，
就像一股固定在底层，
接近支撑核心的安静力量，
向外放射。
要经历这种丰富，
想要置身其中，
并不需要了解、言传、
攫取、演绎每一个细节。

一如要进入这座城市，
你只需要通过一道城门。
而钟敲一下，
能发出很多和声。
又如摘下一颗熟苹果，
并不需要通晓它的来龙去脉；
你只要将它拿在手上，
然后吃掉它。

前 言

简明辅导法是特殊的，因为它跳脱所有细节，只专注在问题的核心，而且是直接导向问题的中心点、根源。

家庭系统排列法也是简明辅导法的一种，它只要短短的几个步骤，就能导出一个隐藏的家庭发展史，与此同时，通常解答也随之自然出现。原则上，家庭系统排列法的时间通常持续20~50分钟。排列时间真的非常短，然而你能想到，它将引导出多少信息，其结果又是多么地无远弗届。

家庭系统排列法虽然会将整个家庭都带入过程，结局也会影响许多人，但本书中记录的所有简明辅导案例，是将注意力放在个人身上。当然，案例中的个人仍和其他人有所关联，只是这里将焦点集中在一个人身上，集中在这个人和另外一个或两个人之间的关联上。

这里辅导的重点是在帮助个案解决或修复过去与他人之间的一个被中断的动作。辅导过程中，通过让个案正视这实际的情况，将使其恐惧与排斥的事实带入他们的意识之中，然后由这些真相自己来提供解答。这些简明辅导案例的时间通常不超过15分钟。

部分家庭系统排列的要素也出现在这些简短的辅导案例中，它们是浓缩后的精华，是绝对不可或缺的精髓。而这些案例大部分都没有超过两三个以上的代表，且在寻求解答的过程里，有时治疗师几乎不用介入其中，个案与那些代表就能在明确揭示方向的能量场中自行运作。

本书所收录的63则简明辅导案例，是从16个不同的课程中精选出来的。所有为这些夫妻或是重症患者所设立的课程都有被拍摄成录像带。如此一来，便可以原原本本地转录所有人的谈话，以如实描述那些读者必须了解的动作或姿势。然而字面上的逐字翻译往往艰涩难懂，也很容易造成误解，但我们仍尽一切努力让本书的英译本既好读又能传达原文的意义。

基本上，这些简明辅导案例同时也是短篇故事，有低潮，有高潮，有时充满戏剧性，有时静默而意义深远。而这些故事都有一个共通点，即所有的解答都是直接从实际的经验中得到，因此每一个故事都是与众不同的，也各有它的独特性。

案例的呈现依照时间编排，且取材自不同类型的课程，我有时候也会在故事和故事之间插入额外的批注。在最后的章节中，收录了一些能导出解答的重要因子。

本书记录了我个人的经验，以及许多人的会晤。我并没有引用任何的理论；我想，与其用理论的方式来处理，不如直接将发生在我们之间的故事如实呈现出来。

这些邂逅对我来说都深具挑战性，同时让我的人生更趋丰富，我仅以爱和尊敬，感谢所有曾相遇的人。

伯特·海灵格（Bert Hellinger）

特别鸣谢

首先,我要感谢那些我有幸在辅导过程中遇见的人。

同时,我也要感谢许多帮助我组织课程、录像,以及誊写翻译的朋友们,他们让这本书得以出版。在此我要特别感谢两位朋友:约翰内斯·诺伊豪泽尔(Johannes Neuhauser)及哈拉尔德·霍嫩(Harald Hohnen)。感谢西尔维·戈梅斯·佩德拉(Sylvia Gomezpedra)、诺伯特·林茨(Norbert Linz)和根达·韦伯(Gunthard Weber),感谢他们宝贵的投入。

友谊长存

伯特·海灵格(Bert Hellinger)

心灵之药

目 录

001 温暖的死神之手 | 关于系统性硬化症 |
003 面对死亡 | 关于肌萎缩性侧索硬化症 |
007 买一辆福斯轿车 | 对于车祸的恐惧 |
010 天下没有比母亲更丰富的东西了 | 三叉神经痛、偏头痛和焦虑症 |
014 我是最适合你的 | 有重度障碍儿的母亲 |
018 我带着爱让你走 | 关于焦虑症及抑郁症 |
022 妈妈,我会抱住你 | 关于腹泻 |
025 母亲,我的心为你而跳 | 关于心律不齐 |
027 我会再等一等 | 向亡夫道别 |
030 妈妈,你和我 | 关于脑溢血 |
033 三姊弟——我们接受你,以及所有必然的结果 | 关于遗传性的不治之症 |
041 复活 | 对已逝父亲的哀伤 |
042 死亡
045 我会把你放进我心里 | 关于非霍奇金氏淋巴瘤 |
049 转移作用 | 用意外事故来赎罪 |
055 跟你在一起,食物特别好吃 | 饮食障碍 |
060 一幅画面 | 牵连丈夫和孩子的意外 |

001

064　狂热

066　替代品｜关于焦虑症、恐慌症、抑郁症、
　　　癌症和一个有自杀倾向的女儿｜

073　不｜关于癌症｜

075　傲慢｜关于糖尿病和自杀的弟弟｜

080　当恐惧来袭

081　枯竭｜关于多发性硬化症｜

083　没关系｜关于肠癌｜

084　信任｜关于硬化症｜

087　灵魂｜关于麸质过敏症｜

091　烦恼｜关于皮肤癌和重度灼伤｜

095　通往死者之路｜关于肠癌｜

097　我们三个｜关于肌肉萎缩症｜

100　亲爱的孩子｜关于慢性子宫炎｜

102　一点点就好，不要太多｜一对无法决断的夫妇｜

104　把彼此看进眼里｜由于嫉妒｜

105　是的，我很愿意｜对于选择彼此和一个孩子｜

109　好会变得更好｜让一对夫妇找到新的起点｜

111　我带着爱让你们走｜悼念两位过世的前妻｜

116　快行动啊｜关于主动脉瓣狭窄｜

119　我很快就来｜同意死亡｜

122　尊重｜关于小儿麻痹症｜

125　这是我的位置｜关于多重性疾病｜

130　母亲的伟大｜痉挛性麻痹患者的母亲｜

134　我过得很好｜妻子肇事导致丈夫车祸身亡｜

138　瓦砾堆

139　份量｜关于乳癌、慢性疲劳、流产｜

143 请抱紧我 | 关于复发性唇面面瘫综合征 |

150 悲伤 | 关于躁郁症 |

154 我会躺在你身边 | 关于慢性疼痛综合征 |

162 再等一下，我就来了 | 关于乳癌 |

164 亲爱的姐姐，我将你留给母亲 | 一种自残式的抓痒 |

168 对偏激的容忍限度 | 关于被病人伤害 |

172 妈妈，请留下来 | 关于恐慌症 |

176 转折点 | 关于风湿性关节炎与自杀念头 |

181 疗愈的爱 | 关于乳癌 |

184 需要和解的亡者 | 两个被堕胎的孩子 |

188 一个位置 | 关于乳癌 |

190 父亲和儿子 | 关于上瘾 |

193 放手 | 对于丈夫和儿子的自杀 |

199 一个悲剧已经够了 | 关于躁郁症 |

201 这是我们的小孩 | 有残障儿的父母 |

207 我将你留给你的父母 | 在母亲家中的虐待 |

214 尊重 | 关于伴侣间的问题 |

218 决定 | 死亡预言 |

220 谦逊 | 不能拥抱小孩的父亲 |

224 如果你需要我，我会在这里 | 有个弱智的姐姐 |

229 回顾以获得洞见

温暖的死神之手
关于系统性硬化症

海灵格（对着丽）：你的问题是什么？

丽：我患系统性硬化症（systemic sclerosis）已经5年了，还有肺和心脏的并发症。

海灵格：你可以说明一下这种疾病吗？

丽：这是一种结缔组织的疾病，它同时对血管也会有影响。

海灵格：你有些什么症状？

丽：这种疾病会造成全身的皮肤以及肺部硬化。而可体松便是用来治疗这种疾病的药物，我已经服用5年了。然而在我患这种病之前，是为抑郁症及偏头痛所苦。

海灵格：现在好了吗？

丽：是的，在我得了这种病之后，它们就渐渐好转。

海灵格：现在，我要为你安排只有两个人的排列，你和死神。

（丽点了点头。）

海灵格：要由谁来代表死神呢？男人还是女人？

丽：男人。

海灵格：你确定吗？你再仔细地想想。

丽：女人。

海灵格：我曾听说，在漫长的越战时期，越南人对死亡毫无恐惧，而且他们相信死神是一位女性。死亡的内在意象通常是女性。

（对着丽）：挑一个人代表你自己，另一个代表死神，并且让她们彼此靠近。

（丽选出她的代表和死神的代表，并安排他们面对面，近距离地靠在一起。她们目不转睛地凝视着对方。）

海灵格（过了一会儿之后，对着丽的代表）：你现在觉得如何？

丽的代表：我感到非常温暖，令人愉悦的温暖。是的，我感觉到死神的呼吸。

死神：我的手非常温暖，而且微微颤动。

海灵格（对着死神的代表）：握住她的手，用双手。

（死神向丽的代表伸出双手。与此同时，她们仍一直注视着对方的眼睛。）

海灵格（过了一会儿，对着丽的代表）：现在，将你的头微微低下来，再低一点儿。对，就是这样。

（她低头并维持这个姿势。）

海灵格（停顿了好一会儿之后，对着丽）：可以了吗？

（丽非常感动地点头，表示同意。）

面对死亡
关于肌萎缩性侧索硬化症

　　海灵格（对着艾荻丝，她坐在轮椅上，看上去显然病得很重）：现在，我们开始，可以吗？

　　艾荻丝：你认为这场辅导会有任何帮助吗？

　　海灵格：如果你用心参与，你就会从中得到些什么。当然我也会全心投入。你同意吗？你有什么疾病缠身？

　　艾荻丝：肌萎缩性侧索硬化症，包括舌头。你还要知道些什么呢？

　　海灵格：这种疾病能治愈吗？

　　艾荻丝：我不知道。我只能靠插管进食。

　　海灵格：医生怎么说？他们对病情的评估如何？

　　艾荻丝的医生：病人在八月间才动过膀胱癌的手术，目前仍在一家诊所接受治疗。我不知道她的情况乐不乐观，我也是刚从别的医生那儿接手。

　　海灵格：我觉得你害怕正视她的病情。

　　（对着另一个医生）：你有勇气告诉我们，这种疾病通常会怎么变化吗？

　　医生：我想我有勇气告诉你我的看法，但坦白说，我也不是十分确定。我只能告诉你一些统计数字，因为我对于这种神经退化方面的疾病懂得并不多。我想，就她的案例来说，任何器官一旦损坏就无法复原，不过功能倒是可望恢复。

　　海灵格（对着艾荻丝）：你认为自己剩下多少时间？

　　艾荻丝：我不知道这种疾病会致命，它会吗？

　　海灵格：依你内在的感受，你觉得你还能活多久？

艾荻丝：我从没想过这个问题。

海灵格：那就问问你的内心深处，听听你的心灵会告诉你什么？

艾荻丝：它很静默。（她笑了。）它说问其他问题比较好。

海灵格：问其他问题比较好？

（对着整个团体）：我有一种直觉，我觉得她的生命不长了。这是我的直觉，我是认真的。我要安排一个家庭系统排列，而她只需要在一旁观看就好。

（对着艾荻丝）：可以吗？

（艾荻丝点头。）

（海灵格选了一个女人代表艾荻丝，另一个女人代表死神。她们两个不自觉地面向对方。）

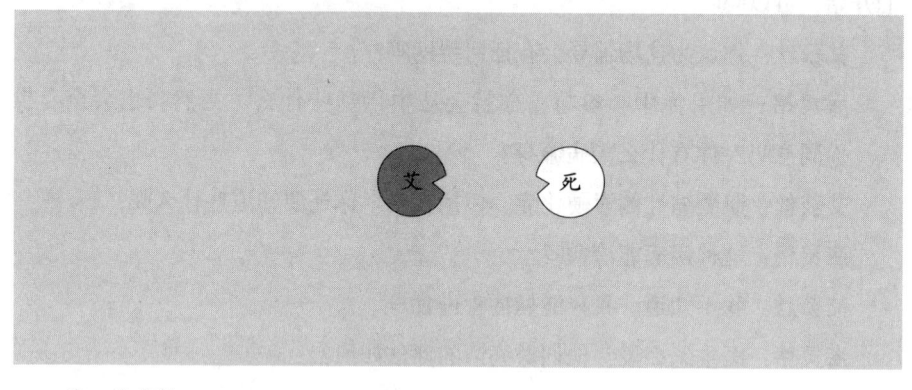

艾　艾荻丝
死　死神

（过了一段时间，死神向前跨了一步，并向艾荻丝的代表伸出一只手。她的身体微微后倾，并将头转向左边微低，然后，她重新站直。这时，死神把手往前再伸长了一些，艾荻丝的代表则向前方微微低头。死神靠近她，将一只手搭在她的肩膀上。这时，艾荻丝的代表看着地板，并将她的左手伸出去。死神用双手握住她的手，而艾荻丝的代表却用右手遮住她的眼睛，并往左边转身。她倒退着走向死神。死神则张臂环抱着她，并将头靠在那女人的后脑勺上。接着，死神将其左手放在女人的后脑上，与她往同一个方向观看。）

```
           ┌─────────────┐
           │     艾      │
           │     死      │
           └─────────────┘
```

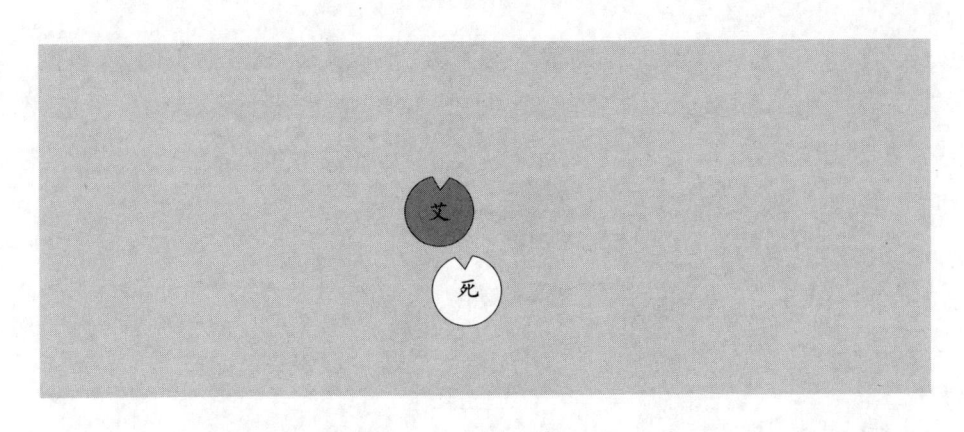

海灵格（对着艾荻丝的代表）：看着死神，说"我来了"。

（艾荻丝的代表转身看着死神，并且向后退了一步。她们握着手并看着对方。）

艾荻丝的代表：我来了。

（死神将她的手放在女人的手上，然后握住她的右手。艾荻丝的代表走向死神，然后将头靠在她的肩上，但她却将身体左转。接着她倒退了一步，死神仍握着她的右手。）

海灵格（对着艾荻丝的代表）：再靠近一点。

（艾荻丝的代表再一次向死神靠近，但仍旧看着左边。）

海灵格（对着艾荻丝）：现在，有一个人正站在你的代表前面。站在她面前的是谁？

艾荻丝（放声大哭）：我丈夫。我丈夫。

海灵格：你丈夫？他怎么了？

艾荻丝：他站在那里不让我走。

（海灵格安排一个人代表艾荻丝的丈夫，并让他站在艾荻丝的代表面前。）

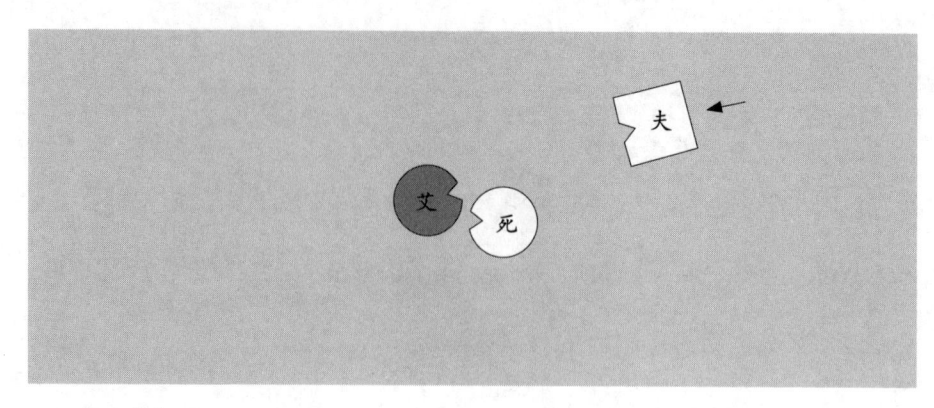

夫　丈夫

海灵格（对着丈夫的代表）：你就一直站在那里。

（艾荻丝的代表看着她的丈夫好一段时间。）

海灵格（对着死神，她也看着那个丈夫）：你继续面朝着她。

（海灵格让艾荻丝的代表用左手臂揽着死神，然后她将头靠在死神的肩膀上。）

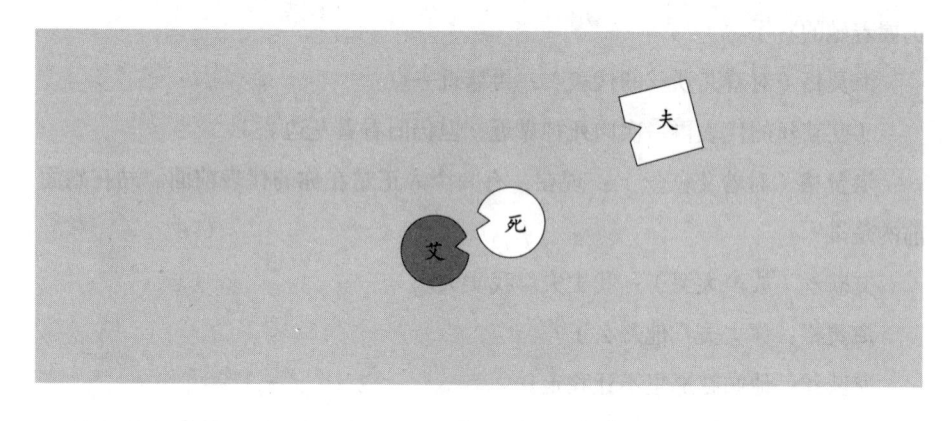

海灵格（停顿了一下）：好，就这样。

买一辆福斯轿车
对于车祸的恐惧

海灵格：你怎么了？

艾尔丝：我一直害怕会发生车祸。

海灵格：你曾经发生车祸吗？

艾尔丝：没有，到目前为止我没有出过车祸。

海灵格：我曾经在一堂课上遇到一个工程师，他背着家人偷偷地买了一台奔驰车（Mercedes）。有一天，他开车上高速公路，突然间，有一辆车从后面追撞。没想到这却让他松了一口气！而他也得到教训了。

艾尔丝：我也买了一辆车，而我丈夫并不同意我买这辆车。

海灵格：你买多久了？

艾尔丝：三年了。

海灵格：什么样的车？

艾尔丝：宝马（BMW）。（团体中传来笑声。）

海灵格：那你丈夫开什么车？

艾尔丝：福斯高尔夫（VWGolf）。

海灵格：给你一个建议，买一辆福斯飞狐（VWFox）吧！

艾尔丝：我以前开的就是这款车。（团体传出笑声。）

死亡就像朋友

海灵格（对着团体）：一个害怕死亡的治疗师是无法帮助个案的。如果你害怕正视死亡，你就无法帮助个案。当个案面临生死关头而我却不知道怎么办时，我会做这样一个练习：我会想象个案的死亡正站在离我不远的地方，而我则等待着一个信号。当信号出现时，我就可以帮助病人了。在那种情况下，我和死亡是协调一致的。

海灵格（对一个提出反驳意见的参与者）：你得先真正看到个案，这是非常重要的。我们常常会感到抗拒，而这抗拒似乎是正常的。但是当我感到抗拒时，我会仔细地看着个案并作一个检测，我心里会问，如果这么做是否会有所帮助？它是会让人变得更坚强，还是更脆弱？

参与者：那你现在就问个案。

海灵格：不，现在不行。

参与者：为什么？

海灵格：因为这样便利用了她来满足观众。你不能这么做，你必须非常严谨。

海灵格（对想要继续朝这个议题提出另一个问题的参与者）：我不想让自己陷在这个讨论中，提出这些问题的是那些自以为可以掌控结果的人。我无法掌控结果，我只是带出某些东西并且相信所有浮现的东西，我相信如果没有我的干涉那会有好的影响。我不能介入她的灵魂和那些已经发生的事件之中，而刚刚提出的这些问题正是在干涉她。从一方面来看，我似乎在做一些专横的事；但从另一方面来看，我做的事却充满谦卑，因为我所做的是让个案自己决定一些事情，并且相信她将找到正确的道路。刚刚在此发生的事并不能提供正确答案；那只是开启某个开关，指出一条道路而已。

（过了一会儿）

（一小时之后，当海灵格看到艾荻丝在笑），他对她说：你在笑呢！

艾荻丝：其实我是很爱笑的。

海灵格（回答一个参与者的问题，她问，像海灵格先前和艾荻丝那样谈论死亡难道不傲慢、不危险吗？）：如果我觉得不傲慢不危险那就太骇人了。我们也可以问问其他人，他们意识到什么。问问他们是否意识到和我不一样的东西，还是他们宁可不去觉察那些来到他们意识中的东西？如此一来，你可以马上知道你是否和正在发生的事情协调一致。刚才艾荻丝和发生在她身上的事取得完全的调和，而且她刚刚也告诉我现在她觉得好多了。事实是，病人本身没有恐惧，反而是旁人在害怕。病人自己知道在她身上发生了什么事并且能够面对它。

觉知和恐惧

参与者：我也觉得你在此所做的，以这种方式对待死亡及生命的严肃课题是危险的。

海灵格：没错，这的确很危险。它会将治疗师推向边界，而治疗师也必须提出最大的勇气。当然若要退缩逃避问题是很容易的，只是这么一来病人将被背叛并且无法承受打击。像我刚才那样直截了当地谈论这个议题是不能开玩笑的，它直接触及问题核心中绝对严肃的事。接着病人是处于完全自处的状态，当她触及事情核心的那一刹那，她连我也会抗拒。但是当事情若能发展到此，情况就完全不同了，这时我如果退缩，她将不会信任我。我将我的觉察说出来，在我说出来的那一刻它似乎有着百分之百的正确性。的确，在那当下我看不到任何其他的东西。但是我并不孤单，因为病人也有她的觉察，团体中成员也都有。病人或团体中其他人若有不同的觉察，那么这些也都将被包括在内。这就是为什么我不担心会出差错的原因。

另一个参与者：我一定要问，你为何如此确信？

海灵格：如果我忘了什么重要的事情，或者排列工作停滞不前而我们必须有所突破时，我注意到，通常过不了多久之后，某些东西将自然出现在个案或他们身边的人身上，而这将使工作得以继续下去。我也信赖其他人，我让我的心灵和病人的心灵融合，但同时我也感受到伟大的宇宙心灵，它涵容着一切并冥冥运作着。我带着勇气，信任它的运作。

在卡罗斯·卡斯塔尼达（Carlos Castaneda）关于巫士唐望的丛书中提到一些关于知识的敌人的事情。其中首要的敌人就是恐惧。凡是怀有恐惧的人是不会有觉知的，清晰澄明只会降临到那些已经克服恐惧的人身上。

天下没有比母亲更丰富的东西了
三叉神经痛、偏头痛和焦虑症

海灵格：你遇到什么困难？

安娜：我感觉到有股能量场。我患有三叉神经痛、偏头痛、各式各样的过敏反应和焦虑症。

海灵格：那真不少啊！你结婚了吗？

安娜：我结婚了，但不久前分居了。

海灵格：你们有小孩吗？

安娜：没有。

海灵格：你们为什么分居？

安娜：我们渐行渐远，加上我对放射线治疗的反应每况愈下，于是我丈夫提议，我应该找个地方自己住。

海灵格：而你竟能体谅他？你看起来似乎对分居感到快乐。你的脸透露着解脱。

安娜：有一点。

海灵格：一点就够了。

海灵格（对着团体）：你们看得出来她对分居这件事有多开心吗？好的，谈谈你的身世吧。

安娜：我是个早产儿。

海灵格：多早？

安娜：我八个月大就出生了。

海灵格：你待在保温箱吗？

安娜（哭泣着）：我母亲有一阵子无法看着我。

海灵格：有多长的时间？

安娜：我不知道确切的数字，大概一个月吧。

海灵格：你母亲难产吗？

安娜：她几乎死于失血过多。她告诉我因为胎盘出不来，所以医生挤压她的腹部导致她几乎失血过多而死。接下来医院内爆发某种感染，所以他们将她独自隔离在一个空旷的大厅中，那让她感到非常寂寞。

海灵格：这是一个创伤事件，并非系统所引起的事件。现在我们该与你做些什么呢？

安娜：我不知道。

海灵格：我该做些什么吗？

安娜：是的。

海灵格：那么我会和你进行一个特别的练习，可以吗？

安娜：什么样的练习？

海灵格：你会知道的。但那绝不会使你难堪，好吗？

安娜：好的。

（海灵格挑选了一个人扮演她母亲并吩咐她躺在地板上。然后他让安娜并肩躺在她旁边。）

海灵格（对着代表母亲的人）：你只要躺在那里朝上看，除此之外什么也不用做。

（对着安娜）：将你的头转向她，并用爱的眼神注视她。

（一段时间后，看到安娜已经十分感动）：深呼吸。

（又过了一会儿）：你孩提时期怎么称呼你母亲？

安娜：妈咪。

海灵格：看着她，叫："妈咪"。

安娜：妈咪。

海灵格：深呼吸。吸进你的腹部然后注视着她，叫："妈咪"。

安娜：妈咪。

海灵格：叫："亲爱的妈咪"，说话时持续注视她。

安娜：亲爱的妈咪。

海灵格：说："你赋予我生命"。

安娜：你赋予我生命。

海灵格："即使你必须付出如此的代价。"

（安娜啜泣着。）

海灵格：看着她。看着她然后说："即使你必须付出如此的代价。"你必须注视着她。

安娜：即使你必须付出如此的代价。

海灵格："亲爱的妈咪"。

安娜：亲爱的妈咪。

海灵格（过了一阵子之后）：说那些话的感觉如何？

安娜：我说不上来。

海灵格：你真的接受这个生命吗？

安娜：我不知道。

海灵格：你母亲好吗？

安娜：我母亲？我一直觉得，她不是不接纳我，就是不放过我。

海灵格：可是到目前为止我只看到你不接纳她。看着她！叫："亲爱的妈咪"。

安娜（哽咽地说）：亲爱的妈咪。

海灵格："我尊敬接受你为我的母亲。"

安娜：我尊敬接受你为我的母亲。

海灵格："而请你也接纳我是你的孩子。"

安娜：而请你也接纳我是你的孩子。

海灵格："我愿永远陪在你身边。"

安娜：我愿永远陪在你身边。

海灵格："亲爱的妈咪。"

安娜：亲爱的妈咪。

海灵格：用平静的口吻说："亲爱的妈咪。"

安娜：亲爱的妈咪。

海灵格："我尊敬接受你为我的母亲。"

安娜：我尊敬接受你为我的母亲。

海灵格："而请你也接纳我是你的孩子。"

安娜：而请你也接纳我是你的孩子。

海灵格："我愿永远陪在你身边。"

安娜：我愿永远陪在你身边。

海灵格：觉得如何？

安娜：很好。

海灵格：很好，那就到此为止。

（对代表母亲的人）：谢谢你的参与。

海灵格（对安娜，要她坐在他的旁边）：我怀疑你所感觉到的那个能量场不是别的，正是你的母亲。

安娜：我的母亲？

海灵格：它们不是别的而是你的母亲，这会是个让人开心的想法吗？

安娜：长久以来我一直感到我的能量在流失。

海灵格：我刚刚说了什么？

安娜：那个能量场就是我母亲。

海灵格：完全正确。

安娜：而且它是正面的。

海灵格：没错。

安娜：那儿不可能有更多的东西了。

（她笑了。）

海灵格：告诉你一个秘密，世界上没有比母亲更丰富的东西了，你同意吗？

（安娜笑着点头。）

海灵格：我想要向治疗师们说明一下刚刚这个方法。当有一个分离出现时，认同（identification）往往伴随而来。安娜随着母亲受苦。她母亲所遭受的痛苦，她同样也遭受到。如果让这对母女一同躺下并要求女儿以爱注视着母亲，那么认同就会慢慢溶解。一旦爱开始流动，认同就会消失。只有当身边没人时才可能产生认同，因为在认同中我和另一个人合而为一。只要身边存在一个分开的客体，那么爱就可以流动，而认同也将随之溶化。

我是最适合你的
有重度障碍儿的母亲

海灵格（对着凯瑟琳娜）：你有什么情况？

凯瑟琳娜：我患有强迫症和抑郁症。

海灵格：你有什么强迫性的行为呢？

凯瑟琳娜：过度谨慎吧！其实我自己的事没有我那残障儿子的事重要，他就住在另一个城市。每当我要去他那儿时，会做出非常多的预防措施，像是把全身彻头彻尾地洗干净，同时还会清洗我将带去那儿的每一样东西。

海灵格：原来你有一个残障的儿子。

凯瑟琳娜：对。

海灵格：他是什么样的状况？

凯瑟琳娜：他是百分之百的身心障碍者。

海灵格：你丈夫呢？

凯瑟琳娜：他在三年前去世了。

海灵格：你儿子怎么成为重度残障的？

凯瑟琳娜：他生下来就这样了。当时，医生们曾经试图找出原因，但怎么找都找不到答案。

海灵格：对此，为人父母的你们有什么反应？

凯瑟琳娜：我丈夫非常冷静，但我却无法接受，我们带他看遍所有的医生，还去过柏林的慈善医院。

海灵格：你或你的丈夫可曾对儿子的残障感到愧疚？

凯瑟琳娜：我问我自己到底做错了什么，但找不到答案。

海灵格：孩子出生的时候你多少岁？

凯瑟琳娜：28岁。

（海灵格选了一个人代表那个残障的儿子，然后让他面向他母亲。）

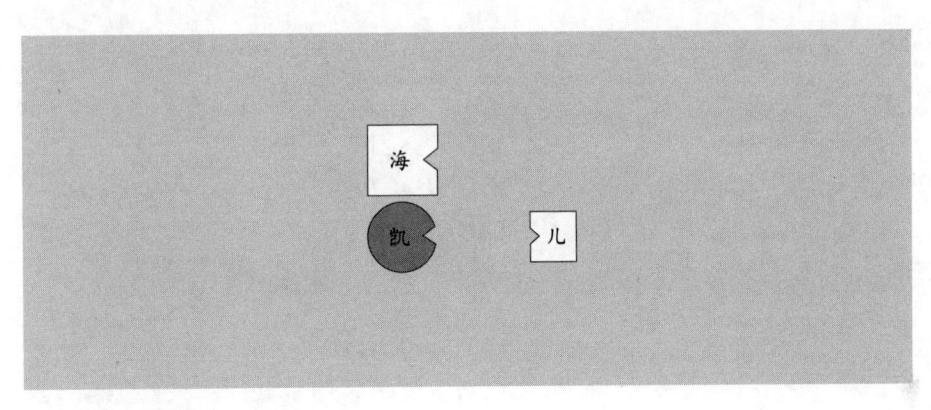

凯　凯瑟琳娜
儿　儿子代表，身心障碍者
海　海灵格

海灵格（对着凯瑟琳娜）：将你的手臂环抱着我，然后看着你的儿子，对他说："我接受你是我的孩子。"

凯瑟琳娜：我接受你是我的孩子。

海灵格："在我的心中"。

凯瑟琳娜：在我的心中。

海灵格："也在我的臂弯中。"

凯瑟琳娜：也在我的臂弯中。

海灵格："我会尽我所能照顾你。"

凯瑟琳娜：我会尽我所能照顾你。

海灵格："并将你托付给一个更伟大的力量。"

凯瑟琳娜：并将你托付给一个更伟大的力量。

海灵格："而我会将自己放在这个伟大力量里。"

凯瑟琳娜：而我会将自己放在这个伟大力量里。

海灵格："我将你托付其中。"

凯瑟琳娜：我将你托付其中。

海灵格：到你儿子那里，并用双手触摸他。

（海灵格将她带到她的儿子身边。她将手放在孩子的手臂上，并抚摸他。）

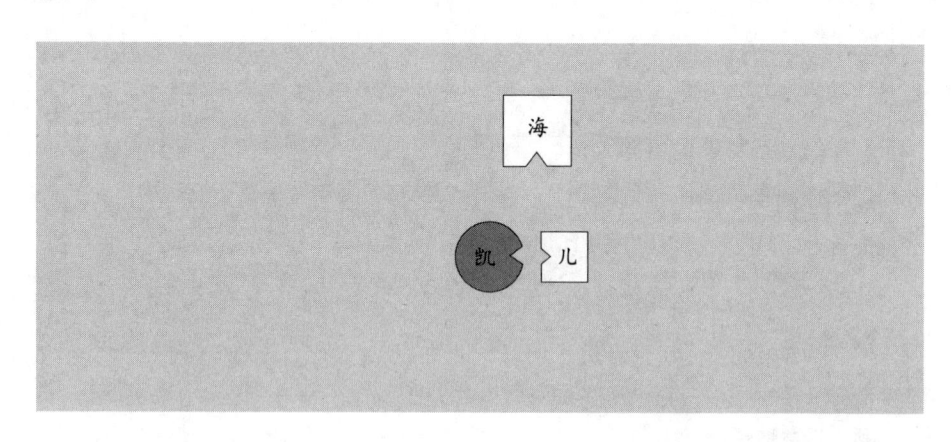

海灵格：用你的双手，以一种为他疗伤的方式抚摸他。用你那具有疗愈力量的双手抚摸他，从他的头部开始，用力一点儿，这样他才会感觉到你在抚摸他。

（她把双手紧贴在他的身上抚摸，从他的头部开始，然后向下移动，到他的脸颊、肩膀及手臂。）

海灵格：看进他的眼睛，并且说："我是最适合你的。"

凯瑟琳娜（继续拥抱并抚摸着他）：我是最适合你的。

海灵格："我是你的母亲。"

凯瑟琳娜：我是你的母亲。我是最适合你的。我是你的母亲。

（她放开她儿子，对着海灵格）：我可以说点别的吗？我曾经因为那些强迫症的状况而不愿经常去探望他。但现在，我常常去看他，而且我会做我认为对的事情。虽然每次去之前都必须要克服这些困难，但当我到达那里时，我总会将他抱进怀里。

（她的神情非常感动。）

海灵格：就是那样，就照那样做。

（她再次伸出双手拥抱儿子。）

海灵格：告诉他："没人比我是你更好的母亲了。"

凯瑟琳娜（哭着说）：没人比我是你更好的母亲了。

海灵格：儿子觉得如何？

儿子：很好。

（儿子对着母亲说）：当你紧紧拥抱我的时候，我感觉好极了。有一度你放开了我，那让我觉得不舒服。

海灵格（对着凯瑟琳娜）：没错，你有一双疗愈的手。

（儿子走向母亲，他们温柔地拥抱了彼此，而且很长一段时间。）

海灵格（直到他们分开时，对着凯瑟琳娜）：看着他。

（等了一会儿）：现在你感觉如何？

凯瑟琳娜：很好。

海灵格：那么我们在此结束好吗？

凯瑟琳娜：好的。

我带着爱让你走
关于焦虑症及抑郁症

海灵格（对着卡萝尔）：你的问题是什么？

卡萝尔：我有一个死去的双胞胎姊妹，而我正受焦虑症及抑郁症所苦。

海灵格：你的双胞胎姊妹什么时候过世？

卡萝尔：1岁零15天时。

海灵格：你们谁是姐姐？

卡萝尔：我。

海灵格：我们将安排一个两人的家庭系统排列，你和你的双胞胎妹妹。

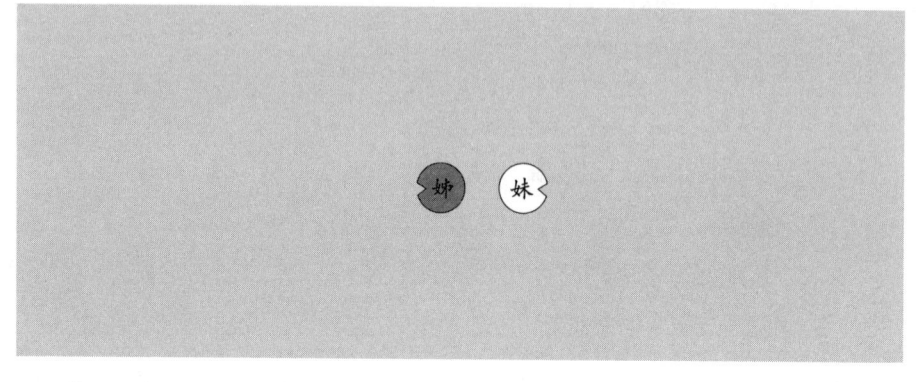

姊　双胞胎姐姐（卡萝尔）
+妹　双胞胎妹妹，1岁时过世

海灵格（对着卡萝尔的代表）：你感觉如何？

双胞胎姐姐：我感觉到一股刺痛，是刺着我的肺、我的心。我觉得好孤单，很焦虑。我不知道在我身后有什么东西？我感觉到，好像有什么东西在我背后,但我不知道那是什么。

海灵格(对着死去的双胞胎):你觉得如何?

双胞胎妹妹:我也觉得孤单,但也觉得很轻盈。我没有感觉到任何东西在背后牵绊,这感觉有点像在漂浮。(她笑了)很舒服,我也觉得很好。

海灵格(对着团体成员):死亡对孩子来说一点儿都不可怕。

(对着卡萝尔):如果她被释放了,如果她得到解脱了。在《杜依诺哀歌》(Duino Elegies)中,里尔克说,在世的人如果过度悲伤是会绊住那些早夭的人。他们原本轻盈的脚步会被我们的悲伤所绊。在这儿,你可以看到那轻盈的步伐。现在你来扮演你自己的角色。

(卡萝尔取代她的代表参与家庭系统排列。)

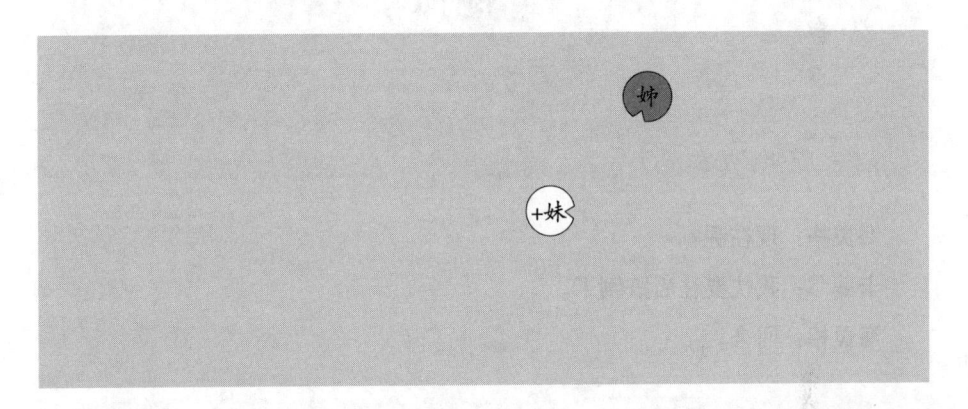

海灵格(在她就位时):你感觉如何?

卡萝尔:好像有什么东西将我往下拉。

(海灵格将她移到一边,在那里她可以看见她的双胞胎妹妹。)

海灵格:现在怎么样?

卡萝尔:我可以看见她。

海灵格(对着死去的妹妹):你觉得如何?

双胞胎妹妹:一样,我觉得很好。

海灵格(对着卡萝尔):看着她。

(再对死去的妹妹):你不需要看这边,看你自己的方向。

(对着卡萝尔):告诉她:"我带着爱让你走。"

卡萝尔：我带着爱让你走。

海灵格："过一段时间，我也会加入你。"

卡萝尔：过一段时间，我也会加入你。

海灵格：怎么样？

卡萝尔：感觉好奇怪。

海灵格：那站到她身后。

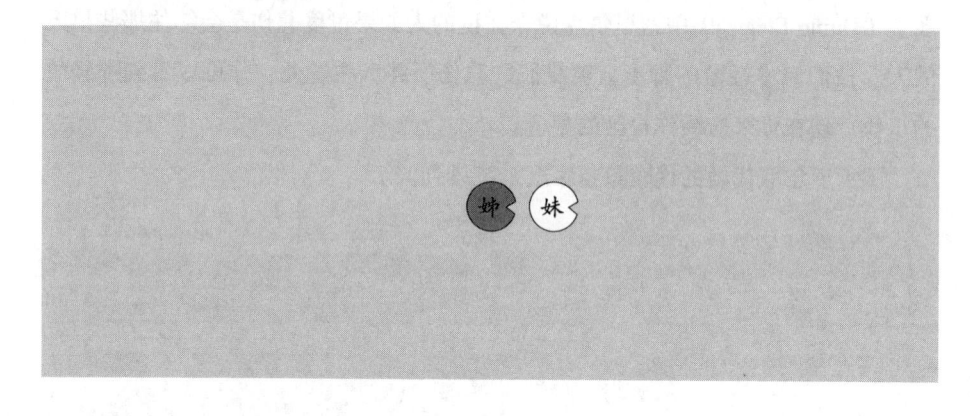

海灵格：现在呢？

卡萝尔：我快要往后跌倒了。

海灵格：回来。

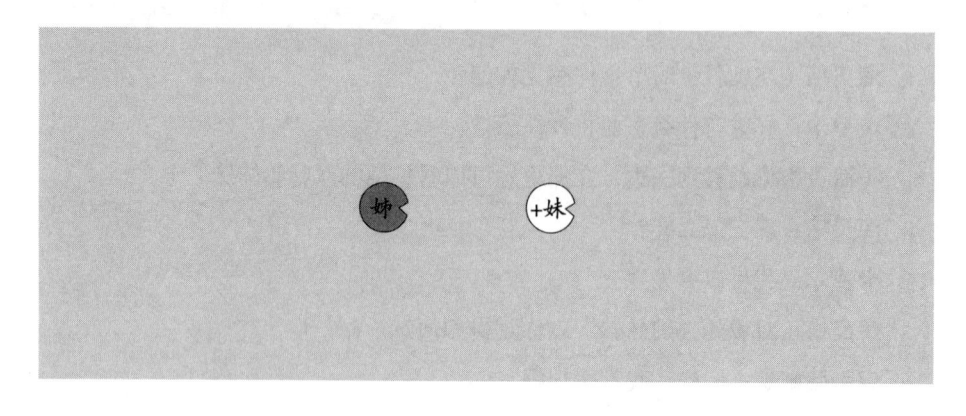

海灵格：现在如何？

卡萝尔：现在好了。

海灵格：再说一次："我带着爱让你走。"

卡萝尔：我带着爱让你走。

海灵格："过一段时间，我也会加入你。"

卡萝尔：过一段时间，我也会加入你。

（她用力地吐了一口气。）

海灵格：现在觉得如何？

卡萝尔：不错。

海灵格：双胞胎妹妹觉得怎么样？

双胞胎妹妹：很好，我觉得很好，有一种愉悦的感觉。我对她有着很深的爱，而我很高兴，她不久之后也将来此。

海灵格（对着卡萝尔）：好，就这样。

妈妈，我会抱住你
关于腹泻

多拉：这几年来我一直为腹泻所苦，不论我吃了什么东西，接下来好几个小时我就得一直跑厕所。有时候，东西吃完不到5分钟就得开始找厕所了，而且大概得跑10趟以上。去年情况变得更为严重，那让我感到很不舒服。

海灵格：你不能将食物留在肚子里吗？或者，你是将它们吐了出来？

多拉：不，是拉肚子。去年情况很糟，我甚至无法与人群共处。

海灵格：你的母亲呢？

多拉：我母亲现在过得很好。不过，4年前她因为患乳癌，曾动了乳房切除手术。

海灵格：你小时候和母亲之间的关系如何？

多拉：我只记得，我的父母亲晚上得工作，所以他们没什么时间陪伴我们。我真的只有这个印象而已。

海灵格：我们要和你作一个小活动，可以吗？

多拉：可以。

（海灵格坐在多拉对面。）

海灵格：闭上眼睛，张开嘴巴，深呼吸，快一点儿。

（海灵格握住她的双手，并轻轻地将她的头往前轻压。然后他们便以这样的状态，安静不动一段时间。）

海灵格：小时候，你怎么称呼你的母亲？

多拉：妈妈。

海灵格：说："妈妈。"

多拉：妈妈。

海灵格："我会紧紧抱住你。"

多拉：我会紧紧抱住你。

海灵格："抱得紧紧的。"

多拉：抱得紧紧的。

海灵格：深深地呼吸，再快一点儿，配合动作，融入你自己的动作中。

（多拉将她的头靠在海灵格的大腿上，海灵格则环抱着她。）

海灵格：告诉她："我会紧紧抱住你。"

多拉：我会紧紧抱住你。

海灵格：你也要照你所说的做。抱紧！对，抱得紧紧的。

（多拉紧紧地抱着海灵格。）

海灵格："妈妈，我会紧紧抱住你。"

多拉：妈妈，我会紧紧抱住你。

海灵格："抱得紧紧的。"

多拉：抱得紧紧的。

海灵格："请你留下来。"

多拉：请你留下来。

海灵格："我会紧紧抱住你。"

多拉：我会紧紧抱住你。

海灵格："请你也紧紧地抱着我。"

多拉：请你也紧紧地抱着我。

（海灵格让她站直，然后他们紧紧地拥抱着对方。）

海灵格："我会紧紧地拥抱你，请你也紧紧地拥抱我。"

多拉：我会紧紧地拥抱你，请你也紧紧地拥抱我。

海灵格："求求你，妈妈。"

多拉：求求你，妈妈。

海灵格："妈妈，我接受你并紧紧抱住你。"

多拉：妈妈，我接受你并紧紧抱住你。

海灵格："抱得紧紧的。"

多拉：抱得紧紧的。

海灵格：深呼吸，就像这样，对。

（过了一会儿，海灵格放开多拉，不过仍继续握着她的双手。多拉则坐在他的前面，注视着他。）

海灵格：你感觉如何？

多拉：很好。

海灵格：对，正是这样。现在你可以增加体重了，对吗？

多拉：对。

母亲，我的心为你而跳
关于心律不齐

尔苏拉：今天，我之所以会坐在这里，是因为13年来，我深受心律不齐的折磨。这状况时好时坏，有一段时间曾以为我完全康复了，没想到它却再次复发。我的经验是，每当我觉得事事顺心、一帆风顺时，它就会再度发作，而且通常是在晚上。接着，我会在极度惊恐中醒来。我直觉这个病与我的家庭背景有关，因为我的父亲在我12岁半时去世。

海灵格：他怎么走的？

尔苏拉：因为心脏病发而过世，是非常突然的，让人措手不及。在我拜读您的书之后，我和母亲谈起这件事，我告诉她，我一直有种错觉，觉得她那年已跟父亲一起走了。多年来，我一直试图找寻妈妈。一直到现在，有很多时候仍觉得我要去寻找她。

海灵格：想象你母亲现正坐在你面前，告诉她："我的心为你而跳。"

（尔苏拉将双手放在腿上，慢慢地平静下来，同时注视着前方。）

尔苏拉（过了一会儿）：母亲，我的心为你而跳。

海灵格：带着爱。

尔苏拉：母亲，我的心为你而跳。

海灵格：带着感情说。

（尔苏拉叹了一口气，将手放在她的心脏部位，抬头向上看并点头。）

海灵格：一直向前看，你刚刚做得很好。

（尔苏拉犹豫着。）

海灵格（对着团体）：她正陷入思考，然而在一分钟之前，她认为这感觉是正确的。

（对着尔苏拉）：像孩子一样告诉她那些话。

尔苏拉：母亲，我的心为你而跳。

海灵格：加上："带着爱。"

尔苏拉（叹气）：母亲，我的心为你而跳，带着爱。

（她深呼吸并点了点头。）

海灵格（过了一会儿）：现在，想象你的父亲就坐在你母亲的旁边，两个人并坐在一起。然后说："我的心为你们两人而跳，带着爱。"

尔苏拉：我的心为你们两人而跳，带着爱。

（她让手臂滑落到身体的两侧。）

海灵格：现在你也会让你的心那样跳动，对吗？

尔苏拉（笑着说）：当然。

海灵格：好，就这样。

我会再等一等
向亡夫道别

海灵格（对着嘉贝莉）：你怎么了？

嘉贝莉：我丈夫两年半前去世。

海灵格：我们来安排一个两人的家庭系统排列，你和你的丈夫。

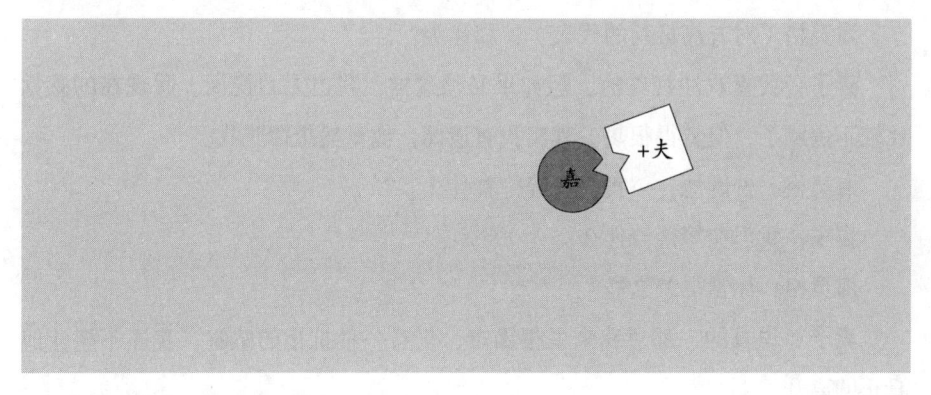

+夫　丈夫
嘉　妻子（嘉贝莉）

海灵格（对着丈夫的代表）：你觉得怎么样？

丈夫：我被我身后的某个东西拉住。有一个强大的场把我围住，她也在里面。

海灵格（对着嘉贝莉的代表）：你的感觉呢？

妻子：我感觉到非常地焦躁不安，而且我必须一直凝视着他的眼睛，就像被催眠了一样。

（海灵格先移动丈夫，然后移动妻子，如此一来，他们两个人便离得更远了。）

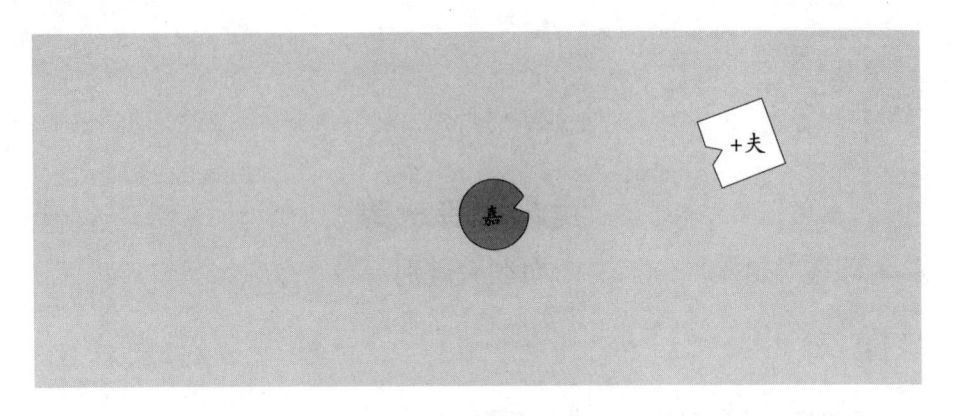

海灵格（对着丈夫的代表）：现在的感觉如何？

丈夫：好多了。现在她只是个平凡人而已。但是她的眼神仍有点儿奇怪，像是被催眠的感觉还在。不过我现在比刚才舒服多了。

海灵格（对着嘉贝莉的代表）：那你呢？

妻子：我喜欢注视着他，但如果必须这样，我也无力挽回。我现在的感觉比较不焦躁了，但觉得很热。其实我有遗憾，他竟然想摆脱我。

海灵格：告诉他："我仍在等待着什么。"

妻子：我仍在等待着什么。

海灵格：你觉得怎么样？

妻子：说真的，那对我来说很困难，仍有一种抗拒的感觉，我还不想让他真正的离开。

海灵格：告诉他："我将与你分离。"

妻子：我将与你分离。

海灵格："一小段时间。"

妻子：一小段时间。

海灵格：这样呢？

妻子：好一点儿。

海灵格：当你准备好时，向后退几步。

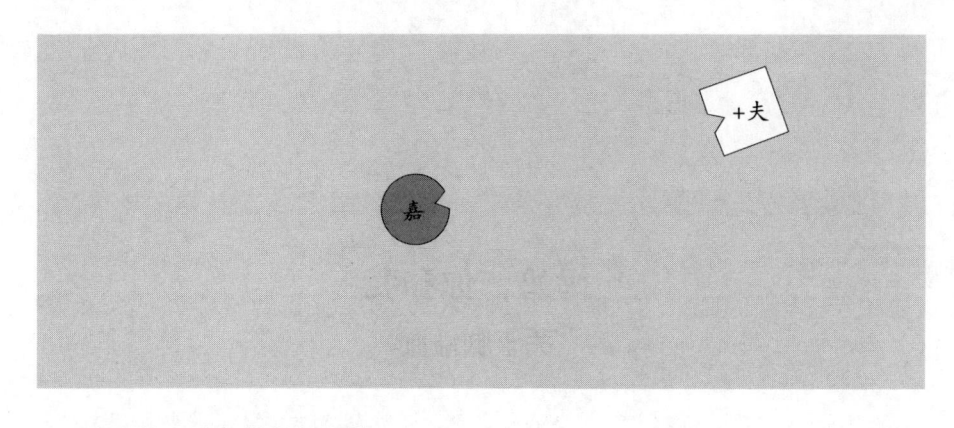

海灵格：现在觉得怎么样？

妻子：愈来愈好了，我想我可以慢慢地后退。

海灵格：再后退一点儿。

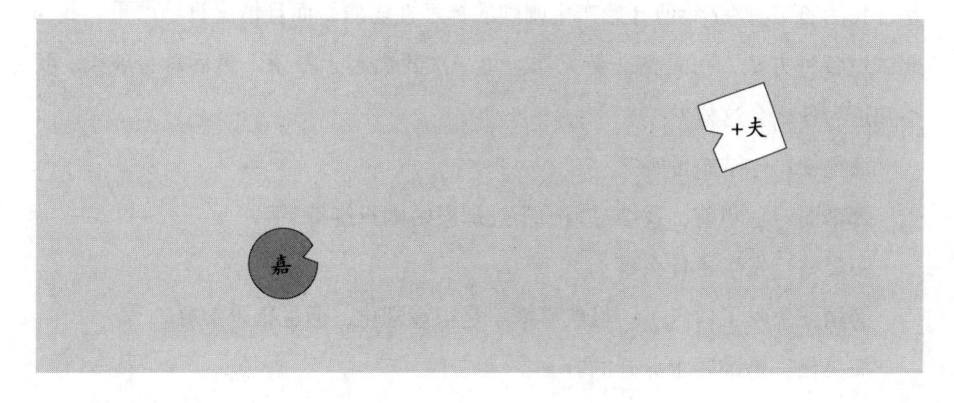

海灵格：现在如何？

妻子（笑了）：我想到一句话。

海灵格：说出来。

妻子：好好照顾自己，我要走了。（她笑了）

海灵格（对着嘉贝莉）：你可以接受吗？

嘉贝莉：是的，我觉得这真是太棒了。（她笑了）

海灵格：好，那就这样。

妈妈，你和我
关于脑溢血

海灵格（对着娜塔丽）：你遇到什么问题？

娜塔丽：11年前，因为一次脑溢血让我成了一个残障者。最严重的问题是，我的右半身在6年前开始产生剧烈的神经性疼痛，而且情况日趋严重。我为此试过各种方法，可是都徒劳无功。每一次我燃起了希望，最后总会破灭。我不知道为什么会这样？

海灵格：你结婚了吗？

娜塔丽：18年前，我结过婚，不过那段婚姻只维持3年。

海灵格：发生了什么事？

娜塔丽（叹了口气）：虽然事情不是很戏剧化，但也很难解释。

海灵格：是谁要求分开的？

娜塔丽：丈夫先抛弃了我，后来他又回头来找我，但我已经对他没兴趣了。

海灵格：有没有什么事情是与你的脑溢血发作有关？

娜塔丽：没发生什么特殊的事。长久以来，我就有高血压的毛病，大概已经14年了。

海灵格：我能为你做些什么？

娜塔丽：我想要知道，是什么在阻碍我病情的好转。

海灵格：你的家庭状况如何？

娜塔丽：我父母的婚姻很早就亮起红灯。从我10岁开始，父亲就在外面结交了一个女朋友，直到我20岁左右，他便和母亲分居了。

海灵格：他们之中，哪一个最让你感到生气？

娜塔丽：我曾经很排斥我的母亲，因为她是那样地不可理喻。我父亲比较沉默寡言，在他失去踪影后，我也没机会了解他。不过这几年，对于他们以前所发生的事，像破裂的婚姻和种种冲突，我的心也渐渐软化了，我的意思是，我已经原谅我母亲了。

（海灵格挑选一个女人作为娜塔丽母亲的代表，并叫她坐在娜塔丽身边。）

海灵格（对着娜塔丽母亲的代表）：你只要看着前方。

（对着娜塔丽）：你看着她。

娜塔丽（过了一会儿）：她看起来是如此遥不可及。

海灵格（过了一会儿）：你小时候怎么称呼你的母亲？

娜塔丽：妈妈。

海灵格：看着她，看着她说："妈妈。"

娜塔丽（小声地）：妈妈。

海灵格：张开嘴巴，深呼吸，然后说："妈妈。"

娜塔丽：妈妈。

海灵格：大声一点儿。

娜塔丽：妈妈！

海灵格："求求你，妈妈，求求你。"

娜塔丽：妈妈，求求你。

海灵格："妈妈，你和我。"

娜塔丽：妈妈，你和我。

海灵格（过了一会儿）：怎么样？

娜塔丽：感觉她还是很遥远。

海灵格：告诉她："我将与你同在。"

娜塔丽：我将与你同在。

海灵格："亲爱的妈妈。"

娜塔丽：亲爱的妈妈。

海灵格："我将与你同在。"

娜塔丽：我将与你同在。

（过了一会儿）：我觉得靠近了，但还不够。

妈妈，你和我

海灵格：哪一种比较困难？是你的疼痛，还是对你母亲的爱？

娜塔丽：两种都难。

海灵格：相较之下，哪一种最困难？

娜塔丽：一开始，我以为是疼痛，但是现在我却无法确定。

海灵格：爱比较困难，它造成的伤害更大。什么东西可以舒缓疼痛？

娜塔丽：爱。

海灵格：对谁的爱？

（过了一会儿，对着扮演妈妈的女人）：将你的手放在她的肩膀上，要非常温柔地。

（对着娜塔丽）：看着她。

（过了一会儿）：现在你觉得如何？

娜塔丽：好多了。

海灵格：这就是舒缓疼痛的东西，你看到了吗？

娜塔丽（坚定地）：看到了。

海灵格：但你仍有一段漫长的路要走。

娜塔丽：我现在感觉到这份迎面而来的爱，但我要如何将它应用在实际的生活上呢？我不知道怎么使用它。

海灵格：你说得一点也没错，你还有很长的一段路要走。我会告诉你一些关于爱的事情，那也是最困难的事情。重点不是在于拥有爱，而是能打从心里承认它，知道吗？

娜塔丽：我懂了。

参与者：我有一个关于原谅的问题。如果我是受害者，我该如何学会原谅，然后让人自由自在地去体验爱并展开一段关系呢？我该怎么丢弃过去的包袱呢？

海灵格：其实，原谅这个字眼并不好。你能想象一个小孩子对她母亲说"我原谅你"，做母亲的会有什么感受？

参与者：不愉快的感觉。

海灵格：当然。那么有没有什么不一样的选择呢？如果那个小孩子说："妈妈，你为我付出了这么多。"你可以感受到这之间的差异吗？

参与者：我了解了。

三姊弟——我们接受你，以及所有必然的结果
关于遗传性的不治之症

海灵格（对着三姊弟）：你们三个有什么问题？

老大：我的父亲深受一种遗传性疾病的折磨。这基因是显性的，也就是说，我们有50%的机率会遗传到这种疾病。

海灵格：那是什么病？

老大：亨廷顿舞蹈症①。这是一种会在30~50岁之间发作的疾病。

海灵格：你有小孩吗？

老大：是的，我有两个小孩。

海灵格：他们有得到这种疾病的危险性吗？

老大：如果我也遗传到这种疾病，他们就会有50%的得病机率。反之，如果我没有遗传到这个疾病，他们也不会得到。

海灵格：那我告诉你一个故事。在某堂课中，曾有个女人穿了一身黑。我要她告诉我两个令她感动的故事，一个得是发生在小时候的故事，一个则是最近发生的故事。比较这两个故事，你会发现什么是她生命中最有意义的事。

第一个故事是她五岁时听到的一首歌：

摇篮曲和美好的夜晚

用玫瑰装饰的床

---

① 亨廷顿舞蹈症（Huntington's Chorea）是一种不治之症，患者有一半的机会将此病遗传给下一代。这种疾病好发在中年，病症是四肢颤抖，身体机能和精神状态都会急速恶化。

还有百合散布遍地
枕头枕在你的头下
早晨醒来
又是新的一天
摇篮曲和美好的夜晚
有天使们彻夜守候
你躺下好好安眠
祝福你有个好梦
你躺下好好安眠
祝福你有个好梦

第二个故事是最近的电影版《黑寡妇》。

一个吸毒者闯进一间化学工厂,还把那些有毒容器抛掷一地,导致容器里的毒气被释放出来,而毒气在陆地上到处传播,并且毁灭了所有的生命。

然后,我问了她的家庭背景。

她说她有三个弟弟,大弟在三周大时就死了,二弟在三个月大时过世,而小弟也在三岁时去世。原来,她来自一个血友病的家庭。

第一个故事,便是哀悼弟弟们的歌。

她有两个儿子,我也问她关于她丈夫的事。她说,丈夫百分之百地支持她,包括接受她的遗传性疾病。然后我问她,孩子们怎么想,她说他们也完全支持她。

于是我建议她,告诉她的丈夫和儿子,她视他们的支持为一份礼物。

但是,她说她做不到,她说那对她来说太沉重了。

好,这些故事已经告诉你一些事情了。

(海灵格选了一个人作为父亲的代表,然后让那三姊弟面对着他。)

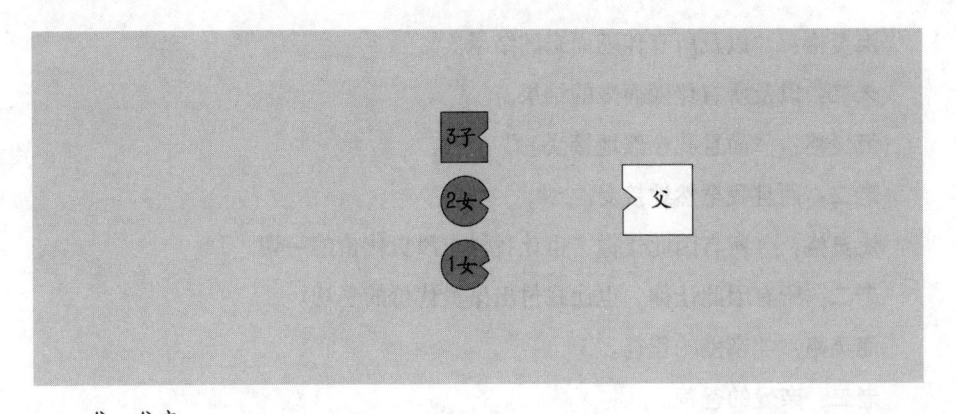

父　父亲
1女　老大，女儿
2女　老二，女儿
3子　老三，儿子

海灵格（对着父亲的代表）：看着你的孩子们，你有没有什么话想对他们说？

父亲：我觉得很紧张，我不知道我能说些什么。

海灵格（对着老大）：告诉他："我接受你做我的父亲。"

老大：我接受你做我的父亲。

海灵格："以及所有伴随而来的结果。"

老大：以及所有伴随而来的结果。

海灵格：你觉得如何？

老大：感觉很好。

海灵格："我全然地接受所有从你而来的。"

老大：我全然地接受所有从你而来的。

海灵格："在你我所付出所有代价之下。"

老大：在你我所付出所有代价之下。

海灵格：父亲的感觉如何？

父亲：很好。我感觉舒坦许多。我的意思是，我没有之前那么忧虑了。

海灵格（对着老二）：现在你也告诉他："我接受你做我的父亲。"

老二：我接受你做我的父亲。

海灵格："以及所有伴随而来的结果。"

老二：以及所有伴随而来的结果。

海灵格："而且我全然地接受。"

老二：而且我全然地接受。

海灵格："所有因此让你、也让我付出昂贵代价的一切。"

老二：所有因此让你、也让我付出昂贵代价的一切。

海灵格："亲爱的爸爸。"

老二：亲爱的爸爸。

海灵格（对着老三）：你也跟着说。

老三：我接受你做我的父亲。

海灵格："以及所有伴随而来的结果。"

老三：以及所有伴随而来的结果。

海灵格："而且我全然地接受。"

老三：而且我全然地接受。

海灵格："所有因此让你、也让我付出昂贵代价的一切。"

老三：所有因此让你、也让我付出昂贵代价的一切。

海灵格："亲爱的爸爸。"

老三：亲爱的爸爸。

海灵格：你们三个全部过去父亲那里并且拥抱他。

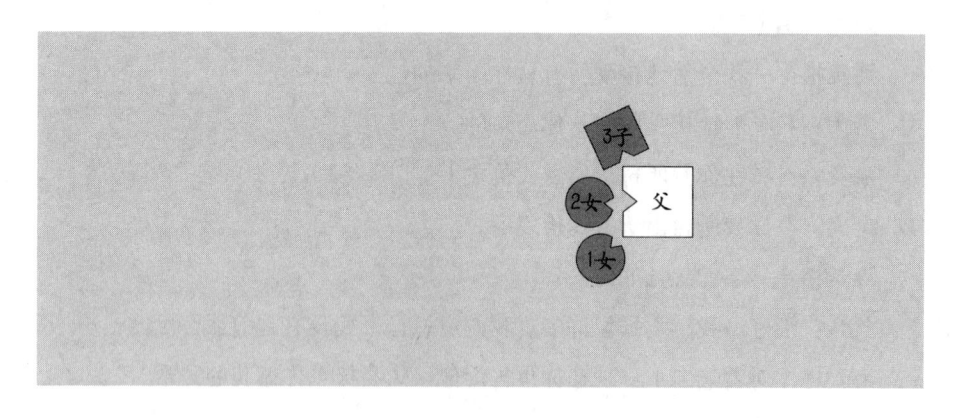

海灵格（过了一会儿，当他们结束拥抱时）：父亲的感觉如何？

父亲：很好。对，比之前好太多了。

老大（非常感动地）：整个过程中我一直都觉得很好，从一开始我就这么觉得。

老二：感觉还不错，不过我有种想要逃离我父亲的感觉。我感觉到一些别的东西，就好像我必须为自己做些什么的那种感觉，离开，或者留下。那种感觉就好像我早就已经感受过那个拥抱之中所包含的意义，这是我的感想。

老三：那不是很容易，但感觉很好。

海灵格（对着三姊弟）：现在向后退开，远远地退开……再远一点儿，然后站成一排。

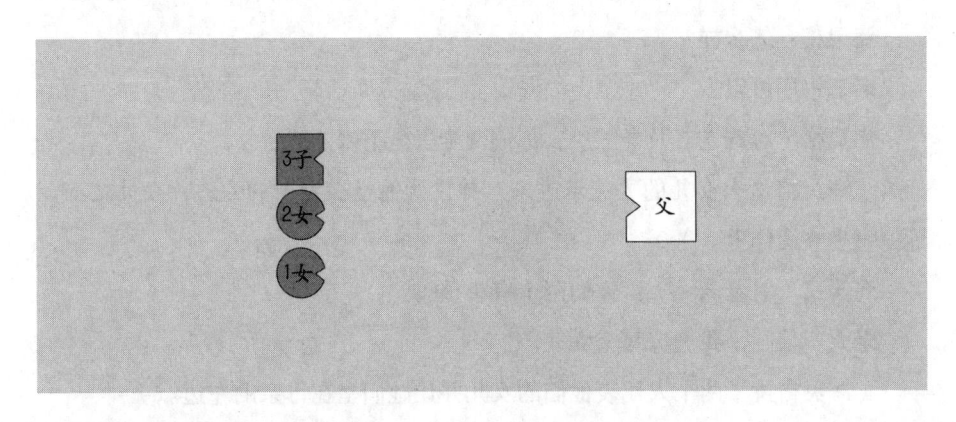

海灵格（对着老二）：告诉他："爸爸，请你安息。"

老二：爸爸，请你安息。

海灵格："而且我会用我的生命创造出美好的事物。"

老二：而且我会用我的生命创造出美好的事物。

海灵格："来自你和妈妈的生命。"

老二：来自你和妈妈的生命。

海灵格：觉得如何？

老二：很好。

海灵格（对着老三）：你也这么说。

（看见老三的代表有些犹豫）：没关系，我等你。

（过了一会儿）：你也愿意这么说了吗？

老三：是的。

海灵格："亲爱的爸爸。"

老三：亲爱的爸爸。

海灵格："请你安息。"

老三：请你安息。

海灵格："而我会将你那儿得来的生命创造出美好的事物。"

老三：而我会将你那儿得来的生命创造出美好的事物。

海灵格："来自你和妈妈的生命。"

老三：来自你和妈妈的生命。

海灵格：怎么样？

老三：还可以。

海灵格（对着老二及老三）：你们两个去坐下来。

（海灵格将大女儿的丈夫带进来，并且让他坐在妻子的旁边，在此之前，他一直坐在团体里。）

海灵格（对着老大）：你们两个有小孩吗？

老大：是的，我们有两个女儿。

（海灵格挑了两个人代表他们的女儿并让她们坐在母亲的左边。）

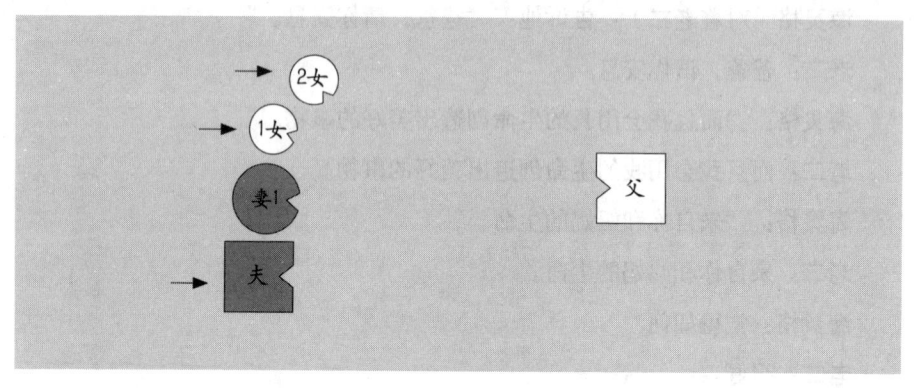

妻1　妻子（前一个疗程中的老大）
夫　丈夫
1女　老大，女儿
2女　老二，女儿

海灵格（对着妻子）：说："亲爱的爸爸。"

妻子：亲爱的爸爸。

海灵格："这是我的丈夫。"

妻子：这是我的丈夫。

海灵格："而这些是我的小孩。"

妻子：而这些是我的小孩。

海灵格："我们像你一样冒着风险。"

妻子：我们像你一样冒着风险。

海灵格："请你祝福我们。"

妻子：请你祝福我们。

海灵格（对着父亲）：你觉得如何？

父亲：很好。刚才孩子们离我而去时，我有一种很强烈的紧张感。但是现在听到她说这些话，那感觉就消失了。我现在觉得非常地平静。

海灵格（对着父亲）：现在你退后一点点。

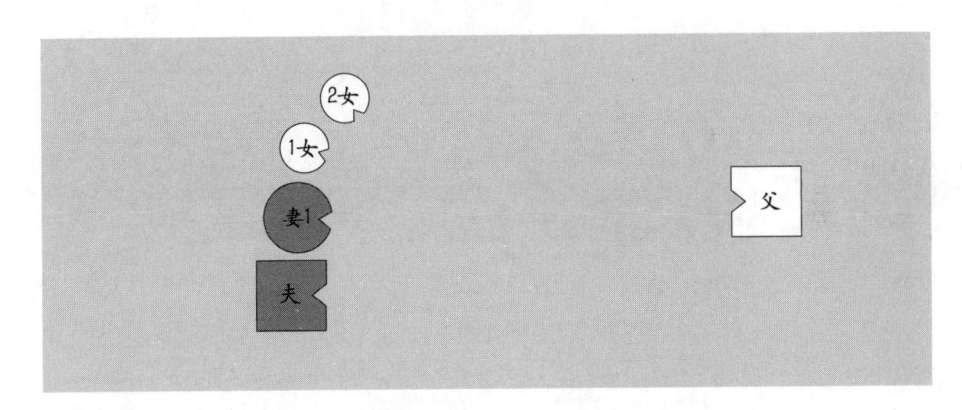

海灵格（对着丈夫）：告诉她："我将终生陪伴你。"

丈夫（非常感动地）：我将终生陪伴你。

海灵格：同样也告诉你的小孩："我将终生陪伴你们的母亲。"

丈夫：我将终生陪伴你们的母亲。

海灵格："我们将尽我们所能照顾你。"

丈夫：我们将尽我们所能照顾你。

老大：我感觉很棒。

老二：感觉真好。

妻子：没错。

丈夫：感觉很好。

海灵格（对着妻子）：整个过程还可以吗？

妻子（点着头）：是的。

海灵格：那么就这样结束。

复活
对已逝父亲的哀伤

海灵格（对着葆拉，因为父亲最近去世，她十分哀伤）：伟大的弗洛伊德发现，当某人过世时，生者会从死者身上取得一些东西，而且通常都是负面的东西。这真是一件奇怪的事情。然而你知道该怎么办吗？

葆拉：嗯，我想你必须先忍受那些负面的感觉，然后接受它们。

海灵格：你也能够让那些负面东西随着你父亲一同长眠地底，然后让正面的东西复活，你同意吗？

葆拉：我同意。

死亡

海灵格（对着桃乐丝）：我不会问你任何问题。我要安排一个只有两个角色的排列，你和死亡，可以吗？

桃乐丝：可以。

海灵格：那好，开始吧！随你的感觉去安排她们的相对位置。而你要保持内心的平静。

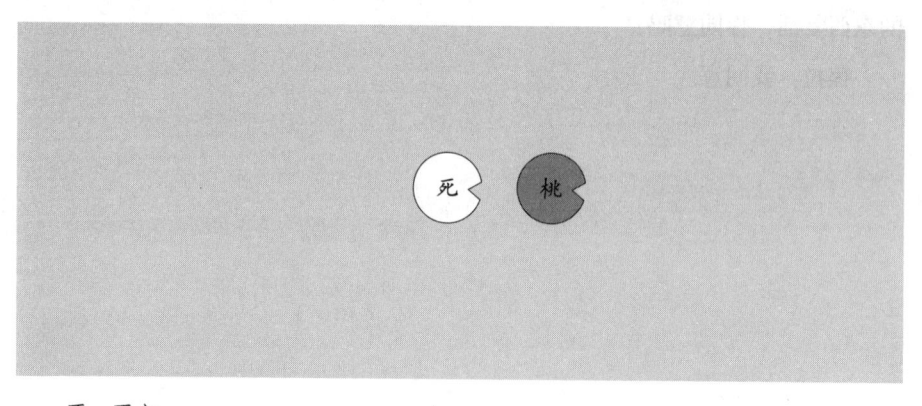

死　死亡
桃　桃乐丝

海灵格（对着两个代表）：完全地静下心来，顺着你们的内心流动。

（两个代表停在原地，静止不动很长一段时间；后来海灵格便将桃乐丝的代表转身，让她面对死亡。）

死亡

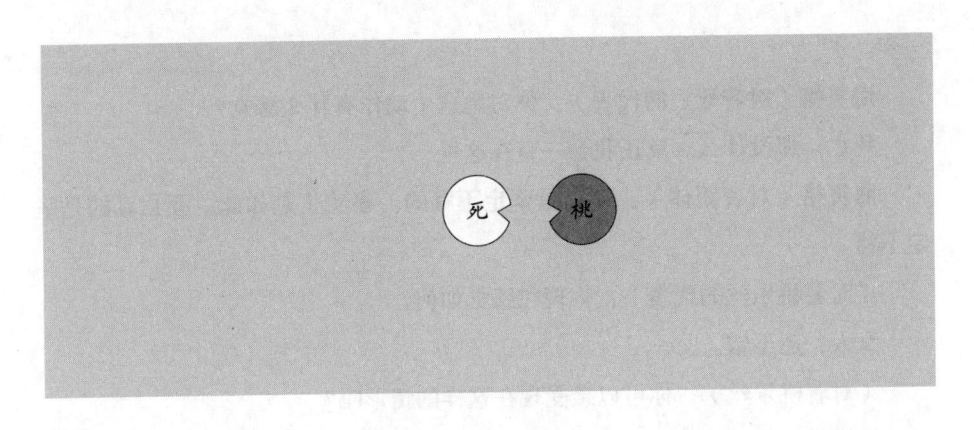

　　海灵格（过了一会儿，对着桃乐丝的代表）：现在随着你的心而动，不论那是什么。

　　（桃乐丝的代表保持站立不动。过了一会儿，海灵格引领她靠近死亡的代表。）

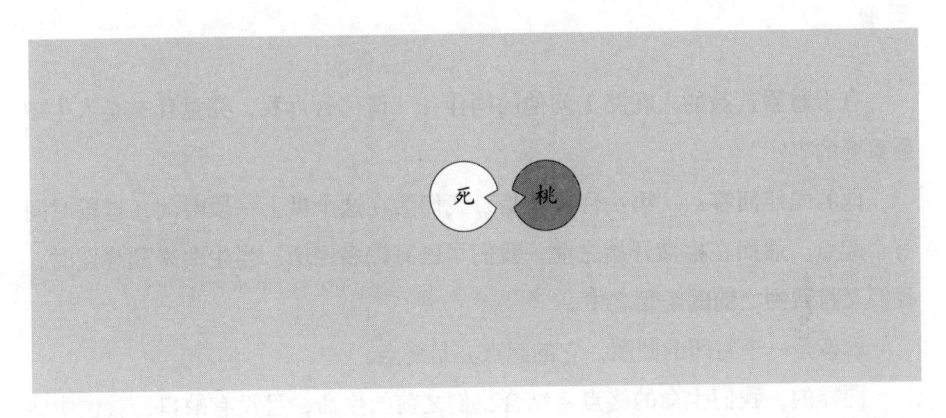

　　（又过了一会儿，桃乐丝的代表移动到与死亡代表非常近的距离。海灵格让她往前低头，如此一来，她的额头便会碰触到死亡。死亡的代表先是握住她的手，然后再张开手臂环抱她。接着，桃乐丝也举起双臂抱着死亡，她们紧紧相拥。就这样，他们紧紧拥抱了很长一段时间，接着开始一起左右摇晃。过了一会儿，她们停止拥抱，但仍握住彼此的手。）

　　海灵格（对着桃乐丝的代表）：你现在感觉如何？

　　女人：我松开那个拥抱了。刚开始它将我拉近，但我现在可以放开它了。

　　海灵格：那就放开它，顺着你的意念流动。

　　（两个代表松开对方的手，但仍靠得很近。接着，桃乐丝的代表向后退了一步。）

海灵格（对着死亡的代表）：你对她这个动作有什么感觉？

死亡：那没什么。反正我会一直在这里。

海灵格（对着团体）：死亡是坚定不移的。事实正是如此。死亡真的是坚定不移。

（对着桃乐丝的代表）：你现在感觉如何？

女人：还不错。

（对着桃乐丝）：你可以接受现在这样的情形吗？

桃乐丝：是。我觉得有一种解脱的感觉。

海灵格：很好，那就这样。

（对着团体）：我告诉你们一个故事。

圆圈

有个愁眉苦脸的人在路上问他的同伴："请你告诉我，究竟什么是人生中最重要的事？"

他的同伴回答："第一件事情是，我们活在这个世上一段时间，这段时间有个起点。然而在生命开始之前，我们早已有许多经历。当生命来到终点时，我们又将回到之前的丰足之中。

就像是一个封闭的圆圈，它的起点亦是终点。

同样的，我们生命的终点将结合我们之前的生命，且没有缺口，就像中间不曾有任何时间的加入。

而唯有在当下，我们才能真正拥有时间。

另一件事情是，此生中的一切终将离我们而去，它们就像是属于另一个时空似的。虽然我们相信自己就是主宰，但事实上，我们更像是被某种更高的力量所利用的工具，用完了就被弃置一旁。唯有当我们解脱时，我们才会完整。"

那个人苦恼地追问："我们和我们的成就在此生存也同时结束；那在生命结束时，还有什么重要的事？"

他的同伴说："生前和生后是一个整体。"

说完，两个人便分道扬镳，各自省思。

我会把你放进我心里
关于非霍奇金氏淋巴瘤

海灵格（对着葛丽卿）：你怎么了？

葛丽卿：去年我患了恶性的非霍奇金氏淋巴瘤（Non-Hodgkin's lymphomas），已在11月接受化疗。这就是我为什么来此求助的原因，我丈夫也来了。

海灵格：他可以上来陪你。

（葛丽卿的丈夫上前坐到她旁边。）

海灵格（对着葛丽卿）：你们有小孩吗？

葛丽卿：没有，我们没有小孩。

海灵格：你们结婚多久了？

葛丽卿：三年了。

海灵格：你怀有希望吗？

葛丽卿：有。

海灵格：不，你没有。

（过了一会儿）：我说这句话时你有什么感觉？

葛丽卿：这不是真的！

海灵格：现在我们该做些什么呢？让我们来做一个包含你和这个疾病的排列吧。选一个人代表这个疾病，然后安排这个人的位置。接下来，将你自己安排在与疾病代表相关的位置上。

病　疾病
葛　葛丽卿

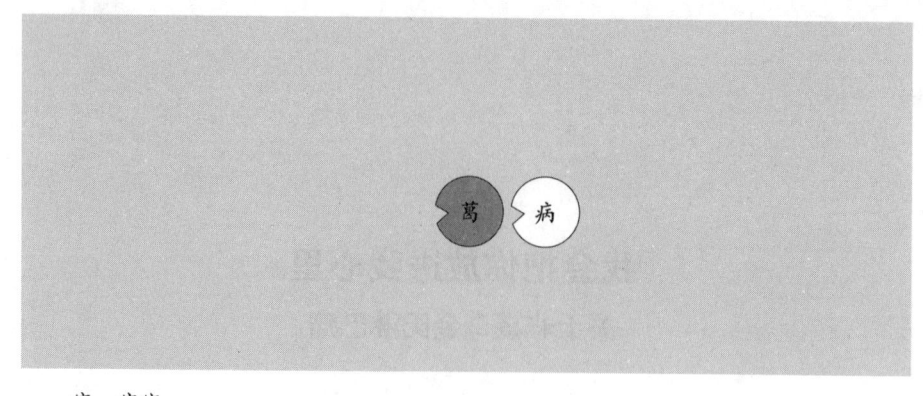

（很长一段时间，她们两人一动也不动。当葛丽卿转头回望海灵格时，他告诉她，保持内心平静，并且顺着内心的意念而行动。过了一会儿，葛丽卿伸手往后抓住疾病的手，疾病的代表向后退了一点点，葛丽卿则用左手紧紧地抓住她。当她放开疾病代表的手时，疾病将其双手放在葛丽卿的背上。这时，葛丽卿先向前跨了两步，然后又跨出了几步，接着便转身看着疾病。）

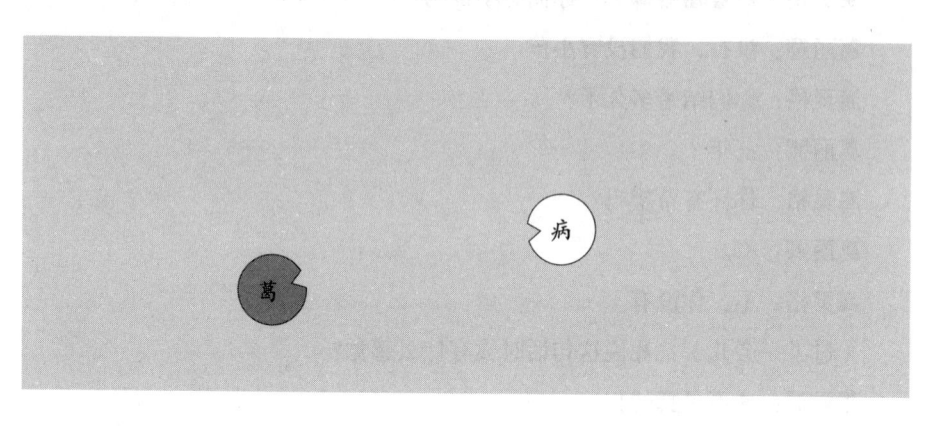

（过了一会儿，疾病便转身缓缓地走开。）

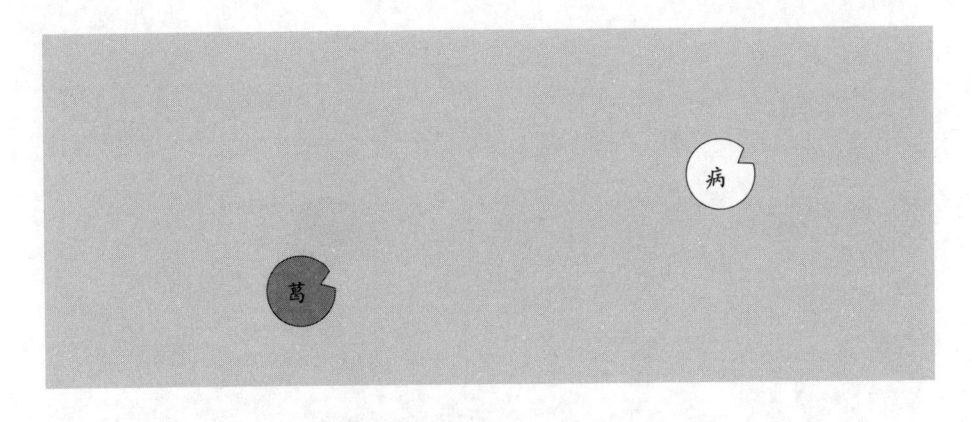

（当疾病走远后，葛丽卿回到她的座位上坐下。）

海灵格：再站起来。如果这个疾病是一个你认识的人，它会是谁？

葛丽卿：我母亲。

海灵格：你的母亲？她怎么了？

葛丽卿：在生我之前，她有两次死产，第一个在六个月大时死亡，另一个出生不久后就死了。在我看到你与癌症患者的录像带之前，我一直认为自己是第一个孩子。直到看了那卷录像带之后，我才生平头一遭意识到，我并不是家中第一个孩子。

海灵格：你扯到别的话题了，这跟你的母亲无关。集中心神，看看接下来会发生什么事情。

（葛丽卿立定不动很长一段时间。然后海灵格引导她接近她的母亲。她走近她，并将手从背后放在她母亲的肩膀上。她母亲则转身面向她，然后她们热情地拥抱在一起，同时微微地摇晃身体。过了一会儿，她们松开彼此，并注视着对方。接着母亲往后退了几步。）

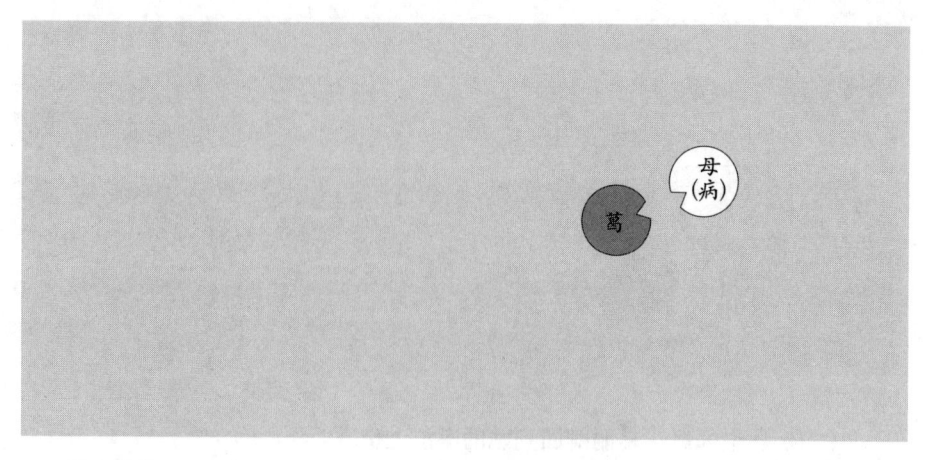

母　母亲

海灵格：好，就这样。

（葛丽卿在海灵格身边坐下。她的丈夫伸手环抱着她，海灵格则握住她的手。）

海灵格（过了一会儿，对着葛丽卿）：闭上眼睛，然后说："我会将你放进我心中。"

葛丽卿：我会将你放进我心中。

海灵格（稍作停顿）：这感觉好吗？

葛丽卿：无限喜悦。

海灵格：让我告诉你疾病是怎么一回事。它们有时候是爱的使者，如果你接纳它们，它们会很友善，懂吗？

葛丽卿：我懂。

海灵格：很好，没别的了。

转移作用
用意外事故来赎罪

松雅：我会来这里，是因为在我人生中有四起不幸的事故，那对我造成很大的影响。

海灵格：发生了什么事？

松雅：在我六个月大时，我和我的祖母一起从楼梯上跌了下来，而我的意外总是和楼梯有关。由于那次意外，我的脑袋里出现一个囊肿，不过那并没有改变我的生活。七岁时，我第一次自己跌倒，那一次瘫痪了一个小时，我完全无法动弹，并且无法言语，但一个小时之后我便好转。

下一个意外是发生在我27岁的时候，（她全身颤抖，几乎说不出话来，并且开始哭泣）我患脑炎，但照常去上班。就在公司，我从楼梯上跌落。醒来的时候，我已经躺在医院，同时癫痫症严重发作。医院的人说我没有癫痫症，而且类似这种情况也绝对不会再发生。他们认为这太荒谬了，根本没有癫痫这回事。一个月后，我完全地康复出院。但是两个月之后，同样的事情再次发生。当时有一个男人，他介绍我给他的父亲，说我是他心爱的女人，说要娶我为妻，当天晚上我又发作了。就在那不久之后，我怀孕了。我曾经怀孕三次，但每一次我都得堕胎，因为我的病总是在晚上发作，我就这样过了许多年。11年前，在我父亲去世之后，我就再也无法踏出家门一步。

（松雅非常激动而艰辛地说出她的故事。）

海灵格：看着我。

松雅：好的。

海灵格：有些地方不大对劲儿。

松雅：我知道有些东西怪怪的，但不知道是什么。

海灵格：一定有什么地方出了差错。

松雅：是什么出了差错？

海灵格：我也不知道。不过，一个人如果有像你刚刚那样的行为举动，那她就会是在逃避某一种罪恶感，那是一种无法被接纳的罪恶感。

松雅：我犯了什么错吗？

海灵格：一个人如果有像你这样的行为，通常都是在压抑一种愧疚，或是拒绝接受一种愧疚。你觉得呢？

松雅：我不知道该说什么，我不知道那是什么，有个谎言藏在某个地方，但我不知道那是什么。

海灵格：确实如此。这事情就是这样，有个绝对的谎言隐藏在其中。

松雅：没错，但我不知道那是什么。我不知道那谎言是否来自于我，还是我一直相信某人曾经告诉过我的一个谎言。我真的不知道。

海灵格：我的直觉是，那谎言来自于你。

松雅：来自于我？

海灵格：对。

松雅：你是说癫痫是假的？

海灵格：有时候承受疾病比承受真相来得容易一些。

松雅：我曾经这么想过。我曾经想过，也许是我自己让癫痫发作，要让自己完全失去意识，但结果却让我对所有事情都失去自觉。

海灵格：这个投射把主题带开了。你没有谈到罪恶感来自哪里，例如，你曾经误解、伤害过什么人？以什么方式？

松雅：我瞧不起我母亲。我想把我父亲从她身边带走，让父亲完全属于我的。

海灵格：不，这样说还不够具体。

松雅：我小时候曾经好几次拿着刀，站在门后，并向上帝祷告，让我的母亲死掉。

海灵格：这就是了。现在你讲出来了，我们来安排一个你和你母亲的排列。

（松雅选了一个人代表她的母亲，她让代表面向自己，并将她安排在一段距离之外的位置，而她自己还往后退了好几步。）

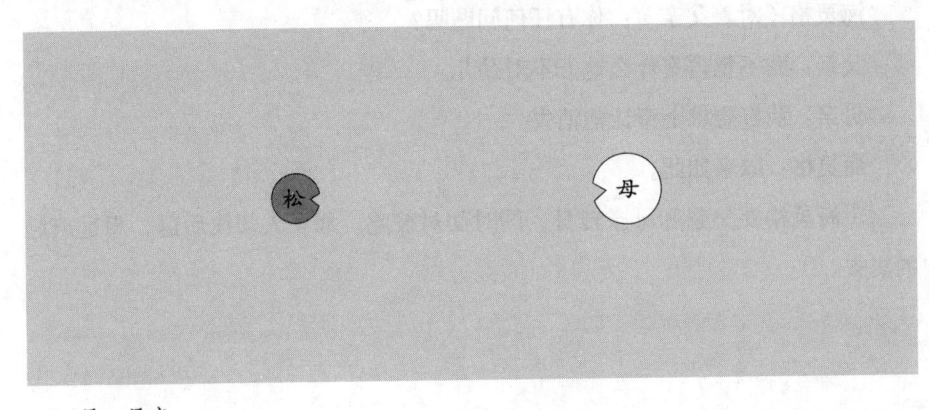

母　母亲
松　松雅

海灵格（对着松雅）：我要你保持在全然平静的状态，嘴微微张开，正常地呼吸，同时平静地注视她。

（一会儿之后，松雅又往后退了一步。）

海灵格：母亲的感觉如何？

母亲：我感觉到心寒，我非常疼爱我的女儿，我对她是全心全意的关怀。我搞不懂她到底怎么了。

（海灵格挑选一个人代表松雅的父亲，并且安排他站到母亲代表的右侧。）

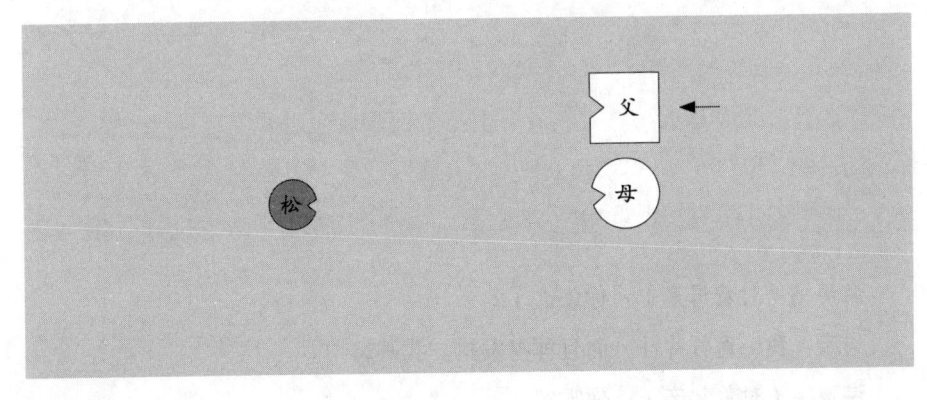

父　父亲

（那男人一靠近她身边，母亲立刻变得焦躁不安，立即往旁边躲开。）

母亲：这样不行。

海灵格（对着父亲）：你有任何问题吗？

父亲：我不觉得有什么地方不对劲儿。

母亲：我好想求上帝让他消失。

海灵格：原来如此。

（海灵格要父亲和母亲转身，同时面对彼此。那女人却往后退，想远离她的丈夫。）

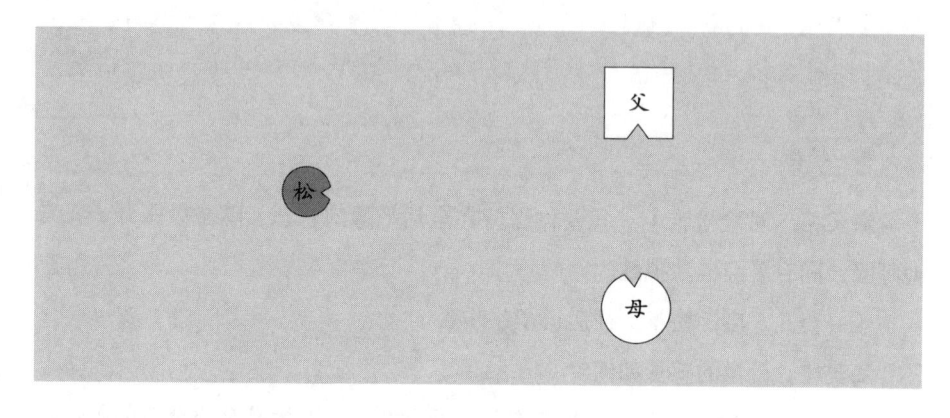

海灵格（对着松雅）：转过去。

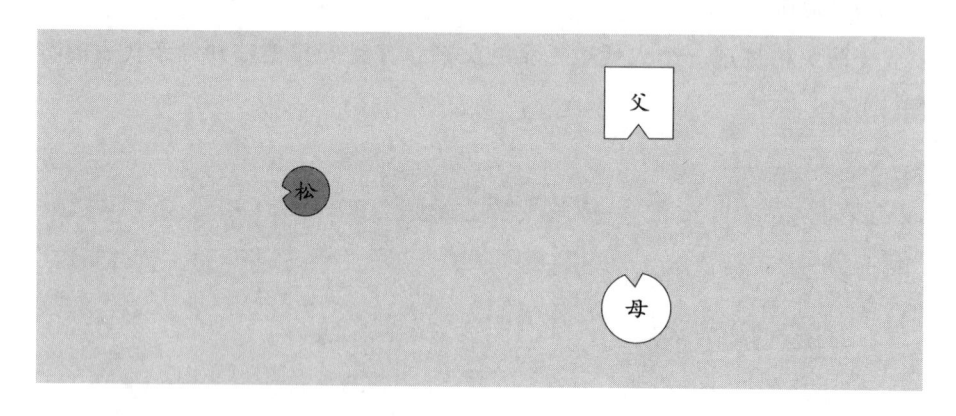

海灵格（对着母亲）：你怎么了？

母亲：我一直冒冷汗，而且浑身发抖。我好害怕。

海灵格（对着父亲）：你呢？

父亲：我还是没有什么感觉。我不知道她是怎么一回事。

海灵格（对着团体）：从现场反应来看，我怀疑这是一种双重转移（double shift）。那个母亲感觉到属于别人的感觉，事实上那感觉是另一个人的。但母亲却把感受到的感觉投射在她的丈夫身上，在这种情况下，他确实使不上力。在这之中应当有一种盘根错节的复杂关系。

（对着母亲）：你觉得这个说法合理吗？

母亲：合理。

海灵格（对着松雅）：你现在感觉如何？

松雅：背对着他们让我感觉很平静。

海灵格：好，现在再转过来。

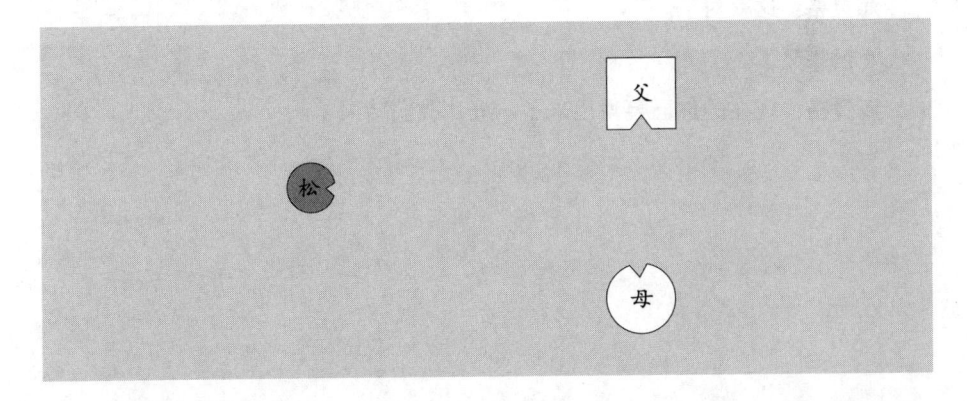

海灵格：告诉你的母亲："我要把这件事留给你。"

松雅：我要把这件事留给你。

海灵格："我只是个小丫头。"

松雅：我只是个小丫头。

海灵格：也对你父亲说这句话。

松雅：我要把这件事留给你。我只是个小丫头。

海灵格：再转过去。

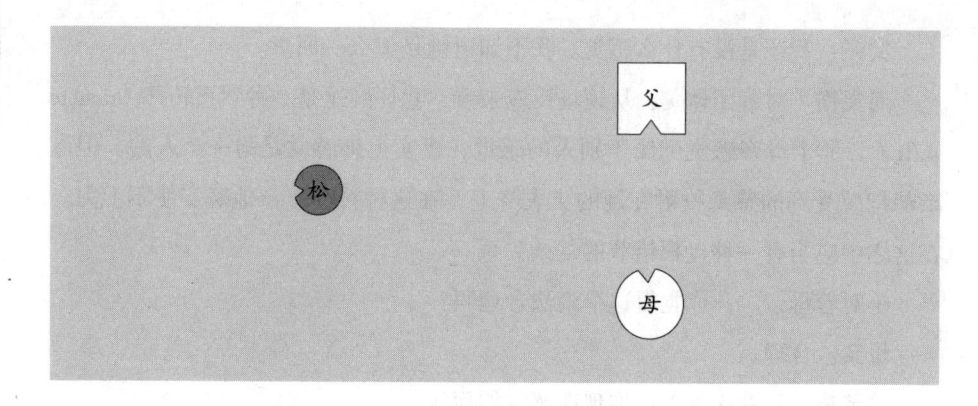

海灵格：现在怎么样？

松雅：我好想蹦蹦跳跳地跑开，我觉得好开心。

海灵格：这就对了。

（松雅笑了。）

海灵格：现在的你已笑得出来了。好，我们结束了。

跟你在一起，食物特别好吃
饮食障碍

海灵格：你为什么来这里？

玛莉安：我没有生什么重病。但有暴食症（一种大吃大喝之后会自行催吐的饮食障碍）和焦虑症。这饮食障碍的症状已经七年了，焦虑症则一直都有。

海灵格：你曾经厌食吗？

玛莉安：从来没有。

海灵格：你结婚了吗？

玛莉安：是的，我先生也在这里。

海灵格：他可以上来坐在你旁边。当一个人的配偶坐在他旁边时，你会对那个人有更完整的认识。你有小孩吗？

玛莉安：没有。

海灵格：你的家庭背景如何？

玛莉安：我是个私生女。我生父在我出生之后就一声不响地离开了，所以我并不认识他。母亲则在我六岁时找到归宿，在此之前，我是和外公外婆住在一块儿。成长过程中，我一直认定继父就是我的亲生父亲。在我的生命中，外公占有举足轻重的地位，但他在我17岁时过世。我还有一个弟弟，他是我母亲和继父生的孩子。

海灵格：我们只需要安排一个角色。你认为那个人会是谁？

玛莉安：我父亲？

海灵格：那当然。挑选一个人来代表你的父亲。（她挑好人选，并安排好那个人的位置）现在安排你自己和他之间的相关位置。

父　父亲
玛　玛莉安

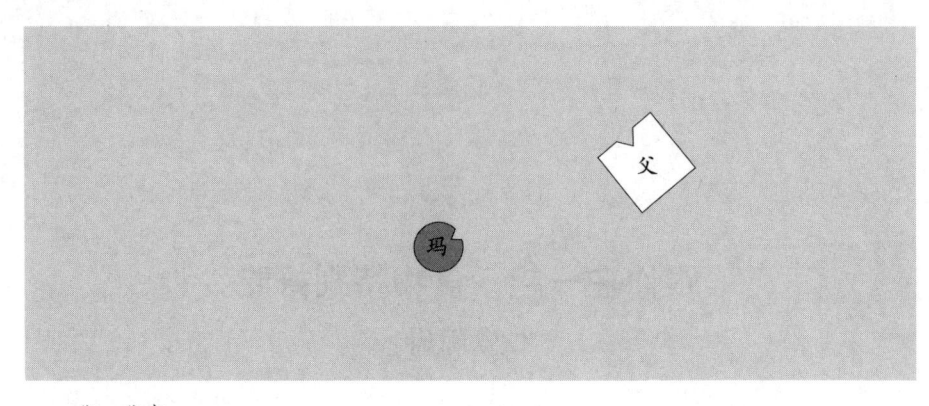

海灵格（对着父亲的代表）：顺着你自己的意念行动，也顺着你的感觉决定要看哪个方向。要保持内心平静，顺着你的感觉。

（父亲的代表横跨一步，似乎想靠近他的女儿。但他犹豫了一下，然后才继续跨步，移动了三步，接着他停了下来。他似乎不敢抬头看女儿。）

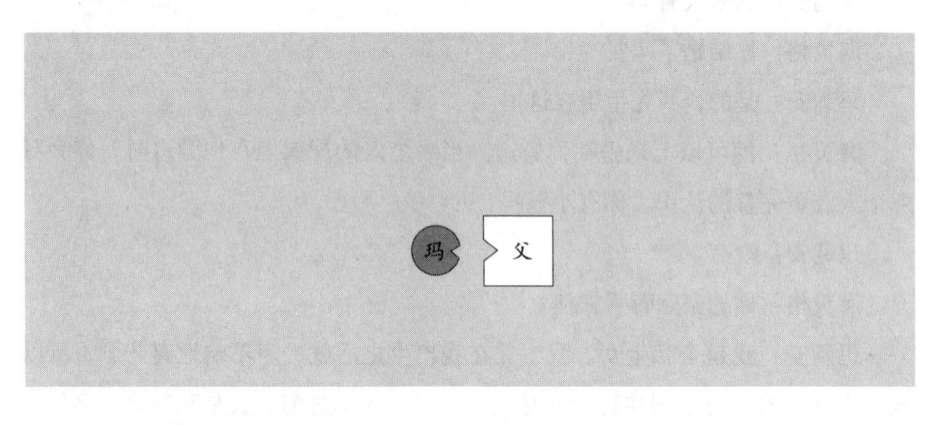

海灵格（对着玛莉安）：对他说："求求你，爸爸。"

玛莉安：求求你，爸爸。

海灵格：求求你。

玛莉安（非常激动地）：求求你。

（父亲的代表再往她身边靠近一些。接着，他转身面向她，同时用他的左手怀抱了她。玛莉安低头看着地板开始掉泪。一会儿，她抬头看着他。）

海灵格（对着玛莉安）：看着他。

（她微微地转身，然后将父亲的手放了下来。接着玛莉安往后退了一步，两个人就这样面对面地站着。）

海灵格（对着玛莉安）：说："求求你，爸爸。"

玛莉安（啜泣着）：求求你，爸爸。请到我身边！

（父亲的代表朝她的方向靠近一步，玛莉安伸出双手抱住他的脖子，且非常激动地拥抱他。）

海灵格（过了一会儿，对着玛莉安）：深呼吸。

玛莉安（哭泣着）：他的心不在这里，我可以感觉到。他根本不认我。

（她放开他。那个父亲往后退开。）

海灵格（对着父亲）：你必须跟她说些什么。

父亲：我现在就在你身边。

海灵格（对着团体）：在这里，你们可以看到一个中断动作所造成的痛苦。那个父亲必须在中途和她相认，没有别的方法，因为她办不到。

（对着父亲）：告诉她："我很抱歉。现在，我接受你是我的女儿。"

父亲：我很抱歉。现在，我接受你是我的女儿。

海灵格：你必须接受她。在这种情况下没有别的方法，身为父亲，你必须靠近她。

（父亲的代表走向玛莉安，接着他们激动的拥抱在一起。进行的同时，海灵格选了一个人代表玛莉安的母亲，并安排她站在玛莉安可以看到的地方。）

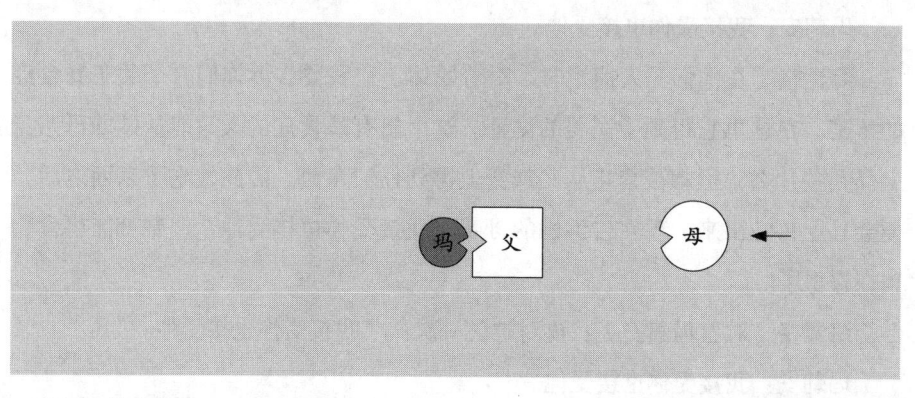

母　母亲

海灵格（对着玛莉安）：告诉她："妈妈，现在我接受他是我的父亲。"在说话的同时你可以继续抱着他。看着她，然后说："妈妈，现在我接受他是我的父亲。"

玛莉安（情绪激动地）：妈妈，这是我的父亲。现在我接受他。

（她又哭又笑，继续抱着她的父亲，母亲也笑了。）

海灵格：再说一次，大声地说！

玛莉安：我也为他感到骄傲。

（过了一会儿，海灵格引导母亲站到父亲的身边。她用手臂环抱着他，三个人就这样抱在一起。）

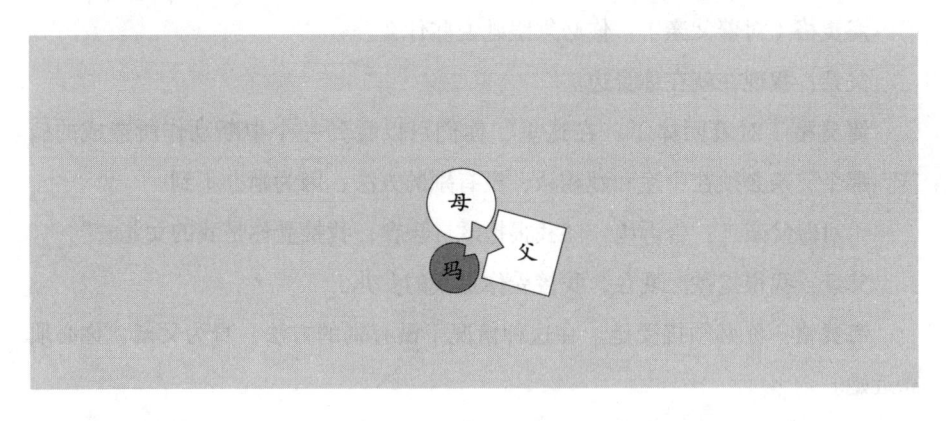

海灵格（过了一会儿，对着玛莉安）：现在告诉你母亲："我接受你也接受他。"

玛莉安：我接受你也接受他。

海灵格（在他们三人拥抱时，对着团体）：我要告诉你们一个关于暴食症的秘密。在这里它得到了完美的见证。这个患有暴食症的人只能从她的母亲身上得到些什么，但却被禁止从父亲身上得到任何东西。因此她吃下东西之后，便会马上再吐出来。现在告诉她的母亲"我接受你也接受他"，她就能将食物留在胃里了。

海灵格（对着玛莉安）：再对她说一次："我接受你也接受他。"

玛莉安：我接受你也接受他。

海灵格："我留住你也留住他。"

（看见她迟疑了一下）：再说一次，只是想试一试这是否管用。

玛莉安：我留住你也留住他。

海灵格："跟你在一起，食物特别好吃，跟他在一起，食物也特别好吃。"

玛莉安（笑了）：跟你在一起，食物特别好吃，跟他在一起，食物也特别好吃。

海灵格：这就对了。这就是治疗暴食症的方法，这招很管用的。

（团体里传来笑声。）

海灵格（对着玛莉安，当她再度回到他身边坐下时）：下一次，当暴食症再发作时，你这样做，将所有你想吃的食物全放在桌上，然后和你的丈夫玩一个小游戏。请他拿着一根小汤匙，然后你告诉他你想先吃哪一样，接着，请他舀一汤匙来喂你。当他喂你的时候，你这样说："爸爸，跟你在一起，食物特别好吃。"然后你爱吃多少就吃多少，尽量吃。这将是一个很好的练习，而且它会让你和你的丈夫更亲近。

（玛莉安和她的丈夫互看一眼，并笑了出来。）

海灵格：好，就这样。

参与者：你之前曾问她是否有厌食症，不知道那在解决方法上会有什么不同？

海灵格：暴食症通常伴随厌食症而来。有时候暴食症会单独出现，就像她这个例子，但有时候它却是厌食症的结果。如果是这样的话，暴食便有着不同的意义，在这种情况下，进食是说"我活着"，而呕吐则说"我在消失"。这时解决的方法会是，让这个暴食症患者在进食的时候说："我会留下来。"

一幅画面
牵连丈夫和孩子的意外

海灵格：你的问题是什么？

艾芮卡：两年前，我的先生和孩子在一场意外中丧生，我来这里是想学习接受这个事实。

海灵格：你有几个小孩？

艾芮卡：我只有一个孩子。在那之前我曾有过一次流产。

海灵格：你说，你先生和孩子都在一场意外中丧生，发生了什么事？

艾芮卡：在平交道上，他们乘坐的车与火车相撞，因为我丈夫没有看到一辆从支轨驶近的火车，那是一个极少有火车经过的支轨。事发地点距离我们家只有300公尺。

海灵格：我们来做一个包括你、你丈夫和你孩子的排列。

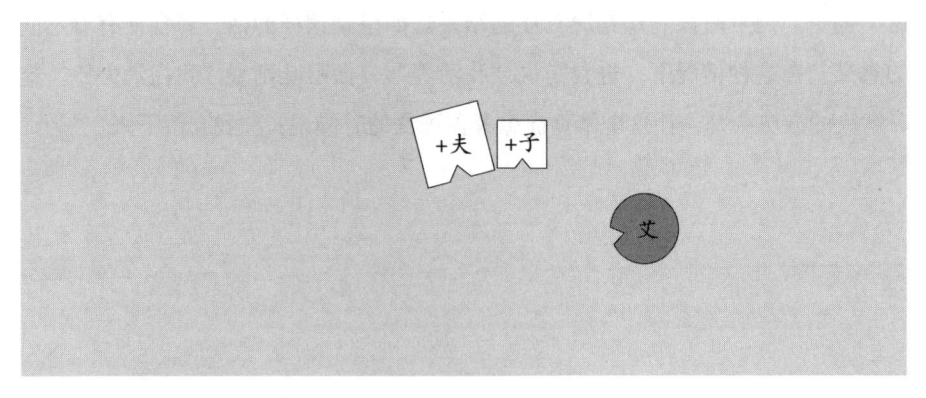

+夫　在意外中丧生的丈夫
艾　　妻子（艾芮卡）
+子　和父亲一起在意外中丧生的儿子

海灵格（对着妻子的代表）：你觉得如何？

妻子：我感觉好冷，好像有一股力量要把我往前拉，我觉得要被拉向那里。

海灵格：丈夫呢？

丈夫：靠近我儿子时我觉得很温暖。我觉得我被往前拉扯，但却又有东西拉着我的脚，我觉得很沉重。

海灵格：那儿子呢？

孩子：我的腿在发抖。我觉得右侧非常温暖，但不知为什么，我觉得距离太近了。我的左脚感觉很无力，但右脚却感觉到想要跑掉似的。

海灵格（对着妻子的代表）：顺着你的感觉行动。

（她向前走了几步，然后转身。）

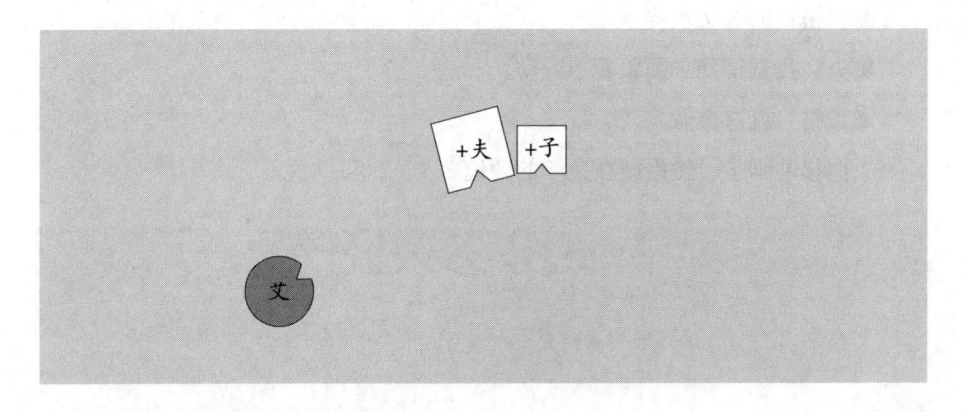

海灵格：你现在觉得怎么样？

妻子：好一点了，呼吸感觉也比较顺了。

海灵格：那丈夫呢？

丈夫：我没有什么改变。好像，那把我往前拉的力量消失了，至于其他的并没有多大改变。

海灵格（对着儿子）：你呢？

孩子：情况好一点儿了。我想要转过去。

海灵格：那就转啊！你可以做任何你想做的事。

（他离开父亲的身边几步，然后转身面对他的母亲。）

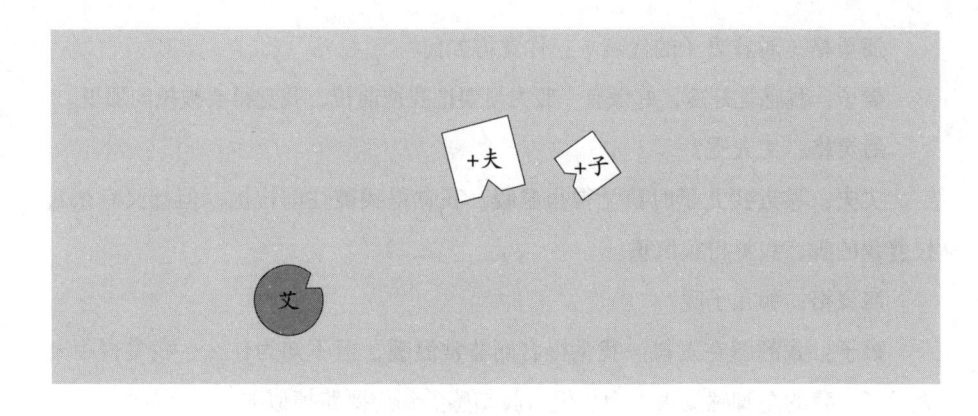

海灵格：像这样吗？

孩子：嗯，差不多就像这样。

海灵格：那么父亲呢？

丈夫：我觉得我必须跟着他行动。

海灵格：就这么做。

（他移动脚步，然后站在儿子的旁边。）

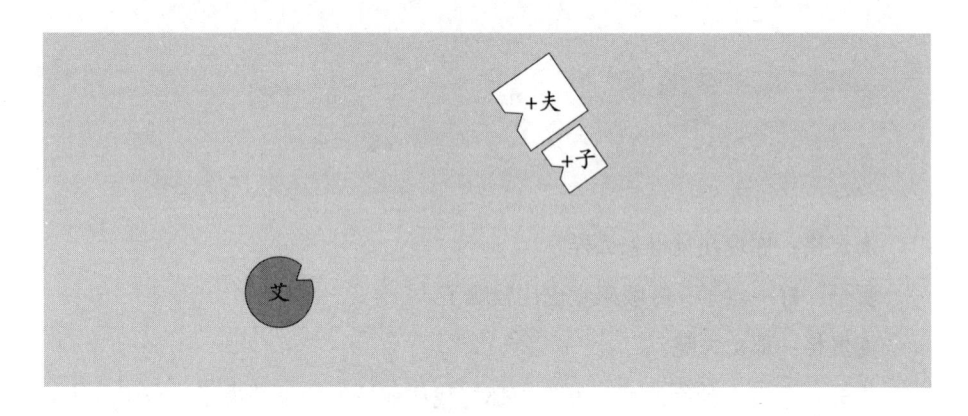

海灵格（对着儿子）：这样的感觉如何？

孩子：你离我太近了。面对母亲的方向刚好，但父亲离我太近了，但不知道什么原因，我觉得我和他没有关联。

（海灵格带着丈夫回到他最初感觉到被拉扯的位置上。）

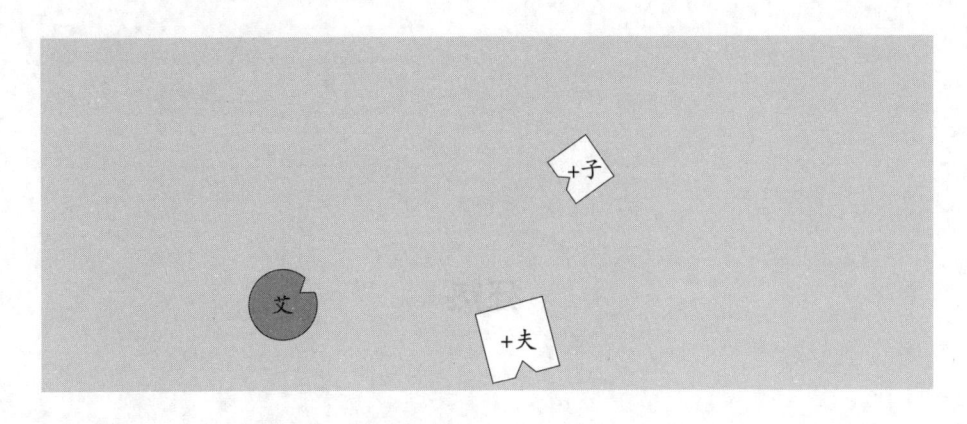

海灵格（对着丈夫）：这样可以吗？

丈夫：很好，我觉得自由了。我脚上沉重的感觉消失了，而且现在我可以正常地站着。

海灵格（对着儿子）：那你呢？

孩子：我觉得轻松多了；感觉上，我被拉着朝向我的母亲。

（海灵格带着他走到母亲身边，并让他站在她的左手边。）

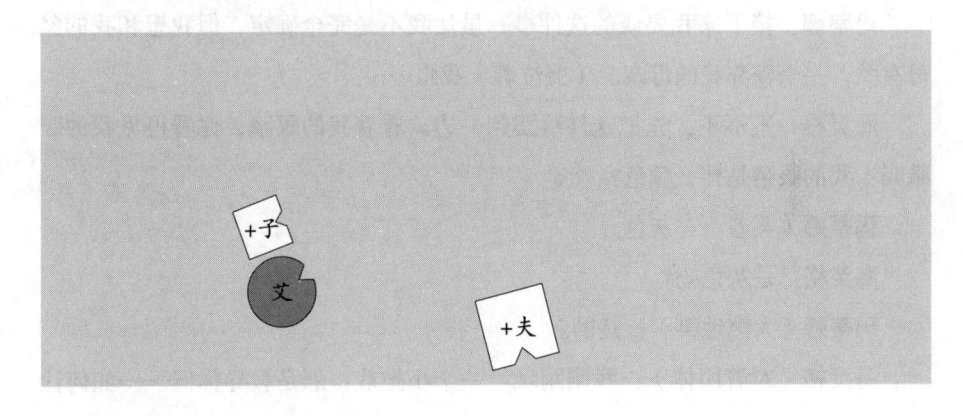

海灵格（对着母亲）：用手环抱着他。

（对着儿子）：这感觉好吗？

孩子：很舒服。

海灵格：那母亲的感觉呢？

妻子：我觉得很好。

海灵格（对着艾芮卡）：就停在这里。你看到那个画面了吗？

艾芮卡：我看到了。

狂热

海灵格：你的问题是什么？

玛蒂娜：三年前，我得了癌症，去一家诊所看诊时，刚好在那里听到克尔兹先生的讲演。那场演说让我相信，我之所以患癌症和我的灵魂、我的生活有关。

海灵格：我能为你做些什么？

玛蒂娜：接下来我要谈的这件事，虽然我不是完全确定，但我想和我的父母有关，一个嫌弃我的母亲。（哭泣着）我想……

海灵格：不不不，先把这件事摆到一边。看着我的眼睛，你看得见我的眼睛吗？我的眼睛是什么颜色？

玛蒂娜（笑着）：灰色。

海灵格：是灰色吗？

玛蒂娜（大声地笑）：是的。

海灵格（对着团体）：我刚刚玩了一个小把戏，那是教导你们——如何让一个人从情绪性的感觉中跳脱出来。当一个人退缩并闭上眼睛，让自己潜入一种情绪性的感觉当中时，就像她刚才那样，那种感觉是没有价值的。那感觉是没有任何力量的，真正有价值的感觉是那些带有力量的感觉。

（对着玛蒂娜）：我在想，你是否真的需要任何帮助？你没有什么问题啊？

玛蒂娜：你想的没错！但我不知道是否再也没有任何东西会伤害我。

海灵格：你的狂热正是伤害你最多的东西。（团体传来笑声。）

（对着团体）：是的，她的狂热对她是有害的。

（对着玛蒂娜）：这是自我中心的表现"我要……"，但灵魂并没有运作。

（稍微停顿了一下）：我教你一个小秘诀，那就是完整而彻底的治疗，说："亲爱的妈妈。"（玛蒂娜摇头。）

海灵格：你的反应一点儿也没错。你可能得花上一年的时间才有办法这样做，但这是最好的练习。明白吗？

玛蒂娜：明白。

海灵格（对着团体）：关于癌症我想要补充一下。女性体内的癌症通常和她们不愿意接受及尊崇她们的母亲有关。许多癌症患者宁死也不愿在她们的母亲面前低头。那些关于母亲对她们的嫌弃，或是她们对母亲的抱怨，都只是一种借口，那是为自己拒绝母亲的行为而作的辩护。其实，这和做母亲的一点关系也没有。所以我对这没有什么兴趣。

（对着玛蒂娜）：懂吗？

（玛蒂娜点了点头。）

替代品

关于焦虑症、恐慌症、抑郁症、癌症和一个有自杀倾向的女儿

海灵格：你的情况如何？

露西雅：我患有焦虑症、恐慌症、抑郁症和癌症，我的女儿则曾经有好几次企图自杀。我母亲的第一任丈夫因为是纳粹党员而被迫举枪自尽。

海灵格：是谁逼他自尽？

露西雅：他是受到政治情势所逼，是他自己选择自杀的。当时他被处以枪决，不过如果他愿意，也能选择自己了结生命。

海灵格：他犯了什么事？

露西雅：这我不清楚。

海灵格：你母亲的情况怎么样？

露西雅：她嫁给这个男人并育有一子。她带着她的儿子嫁到我们家来，我的意思是说嫁给我的父亲。在这家中，那男孩一点也不受尊重，他总是被冷落在一旁。而我母亲也允许我父亲羞辱她，殴打她。

海灵格：我们来安排一个包括你母亲和她第一任丈夫的排列。顺着你此刻内心的感受来安排他们的位置。

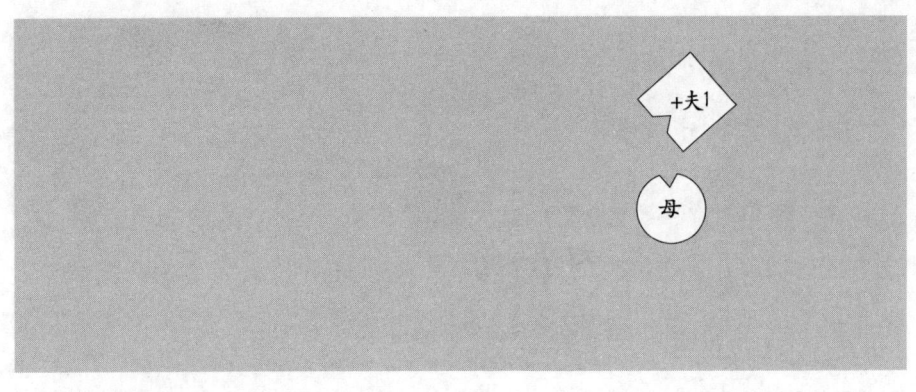

母　母亲
+夫1　母亲的第一任丈夫，他被迫饮弹自尽。

海灵格（他看见露西雅在安排上遇到困难）：让我来帮你安排这些代表吧。

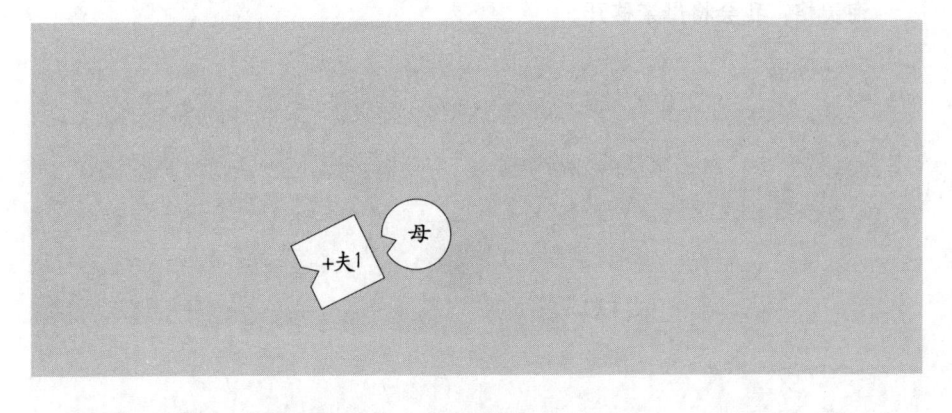

海灵格（对着母亲的代表）：你觉得这个安排如何？

母亲：看着前面这个背影，我感觉很诡异。

海灵格：你有什么样的感觉？

母亲：我看不到他的脸，我看不到这个人。

海灵格（对着第一任丈夫）：你有什么感觉？

母亲的第一任丈夫：之前我感受到极大的威胁。但现在我可以呼吸了，感觉则很普通。

（海灵格选了一个人作为露西雅的代表，并且让她站在母亲身后。）

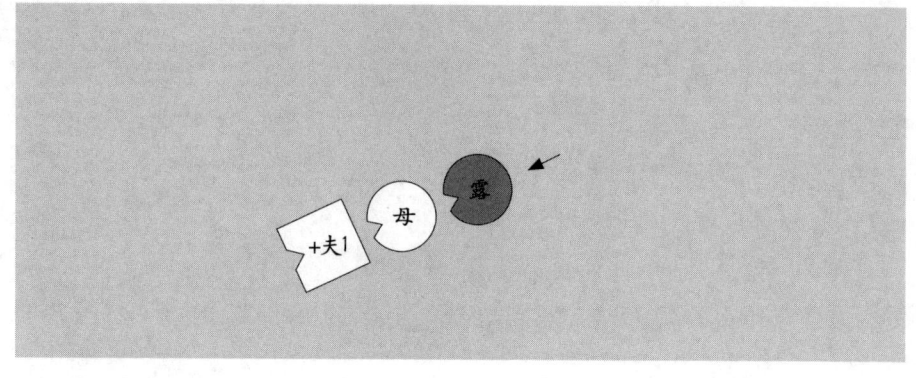

露　露西雅

海灵格（对着露西雅的代表）：你觉得如何？

女人：砰！全都被挡住了。（叹了一口气）我无法前进。

海灵格：我会将母亲移开。

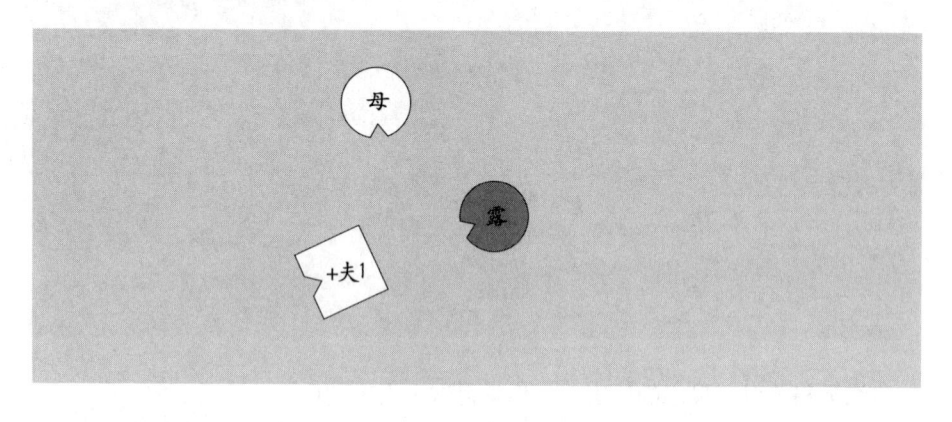

海灵格（对着露西雅的代表）：现在呢？

女人：还有更多可以移动的空间。

（海灵格带着她向前走，走到她母亲第一任丈夫的身后。）

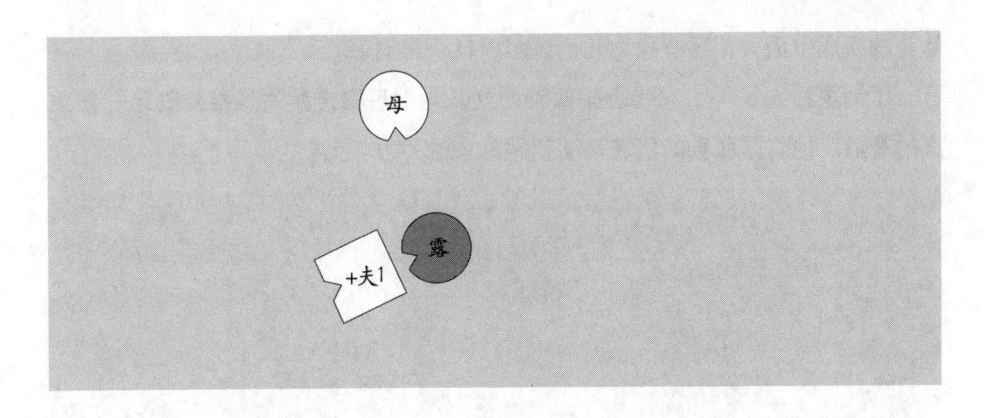

海灵格（对着露西雅的代表）：这样的感觉呢？

女人：太靠近了。

（海灵格将她往后移一步。）

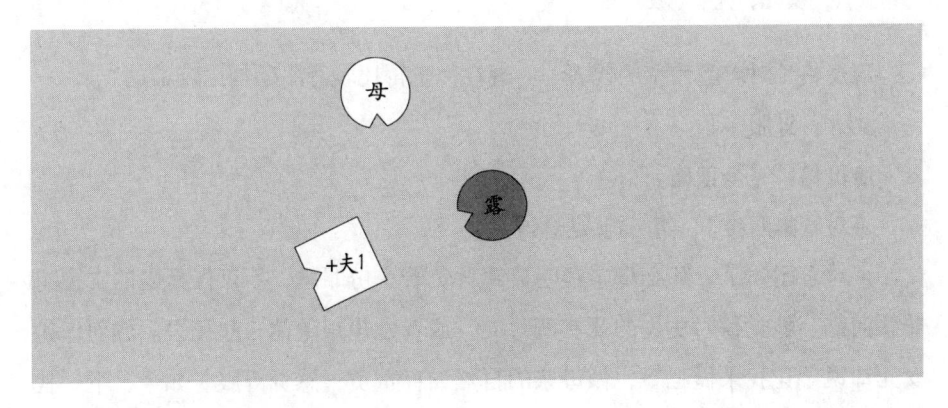

女人：这样好一点了。

海灵格（对着母亲）：你女儿现在站在这个位置。你有什么感觉？比较好，还是更糟？

母亲：看得见我的女儿，感觉比较好。

海灵格（对着露西雅）：你了解这个画面的意义吗？

露西雅：我不怎么了解，因为他不是我的亲生父亲，他是我哥哥的父亲。我不懂为什么我要跟随他？

海灵格：唯有这样，你的母亲才会留下来。

露西雅（过了一会儿）：我还是不懂我为什么会有那种感觉，觉得我试图从我的疾病中消失，还有我女儿也试图以自杀来消失。

（海灵格选了一个人代表露西雅的女儿，然后安排她站到她外婆第一任丈夫的身后。他将露西雅的代表移动到她母亲的旁边。）

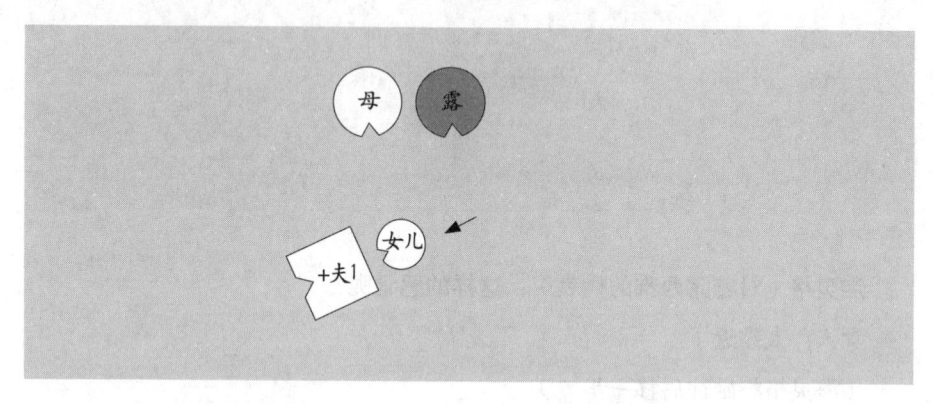

女儿　女儿，她曾几度轻生

海灵格（对着露西雅的代表）：现在你觉得比较舒服还是比较难过？

女人：舒服多了。

海灵格：完全正确。

（对着露西雅）：情况就是这样。

（对着团体）：那个母亲很明显地背负着一份罪恶，不仅仅是她的丈夫有罪恶而已。她觉得对丈夫的死有所亏欠，或者她想跟随他一起死去。然而，她女儿却说"让我来做吧"，做母亲的自然如释重负，感觉舒服。如今，下一代的女儿看到她的母亲也在这条线上，然后她也说"让我来做吧"，这就是力量的转移。

（对着露西雅）：我们就此结束。

（对着代表们）：就这样了，谢谢你们。

海灵格（过了一会儿，对着团体）：当然，我刚才的行动是有风险的。

（对着露西雅）：你现在觉得怎么样？

露西雅：对于女儿可能试着要为我接替些什么这件事，让我感到很惊讶。我该怎么办？

海灵格：这我以后再告诉你。我们先让今天的效果产生，之后你可以再回来。但是你必须先让它在你的心灵起作用。有时候，问问自己，你的母亲陷得多深。

露西雅：我女儿也遭遇父亲的虐待。

海灵格：那是另一个议题了，这会让我们转移我们的精力。所以，就这样吧。

两种会导致家庭成员罹患重大疾病或自杀的情况

基本上，家庭中有两种力量会引来致命的疾病，或是严重的意外事故，这突显出某个人要消失或离开的企图。

第一种力量是"我要跟着你死"，当露西雅告诉我，她母亲的第一任丈夫被迫举枪自尽时，我就有这个直觉，因为他的妻子很难不受这件事影响，所以她最有可能说的话正是："我要跟着你死。"更有可能的情况是，她也感到愧疚，那是她灵魂意志的选择，是合宜的。

当类似这样的事件发生时，你无法介入你的灵魂去改变它的意志。如果母亲方面有罪恶感的话，那么让她死或让她自杀可能较为合宜。否则，就像女人如果只是为了心爱的男人殉情，那么她的死亡是不恰当的。

当孩子发觉到他或她的母亲极想离开时，孩子会想接替母亲的位置。在这次的治疗中，做母亲的没有任何感觉，她没有面对某件事，或许是她自己的罪恶，她是将那件事推到她的丈夫身上。结果，孩子过来说："让我代替你做吧！"接着，那孩子有了自己的孩子，而她同样也说："让我来取代你吧！妈妈。"这就是另一种导致自杀或重大疾病的力量，它说的是："最好是我而不是你，最好是我死而不是你死，让我代替你消失吧！"

隐藏在这背后的幻想是：那孩子相信，这种毁灭性的行为可以拯救她心爱的人。然而在这循环中所呈现出的问题，只会一代推向下一代，却没有任何事情得到解决，没有人得到救赎。这么做，只是把问题推到别人身上，而且是永远推向最脆弱的那个人。当某个人拒绝接受他们的命运或罪恶感时，这种力量就会将问题推往下一代的身上。

就这样，通过将上一代的问题承接下来，孩子也感受到一股力量，感觉到自己是这整个家族的救星,孩子感到满意,而一切源自于爱。正因为孩子的行为是出自于爱,所以他或她并不会感到愧疚,毕竟这一切所作所为都出自于良知。只是隐藏在这种良知的背后,这种我们觉得是因为爱而产生的良知背后,还有一种我们无法感觉到的——来自远古的良知——我们无法察觉到,是因为它藏得太深了,所以我们仅能从这种良知所造成的结果来辨识它。

然而,当一个孩子基于爱的因素而试图作出拯救者的动作时,这个埋藏在深处的良知会在冥冥之中让这个孩子失败,因为孩子正在做一些身为一个孩子不该做的事情,是以这种方式来拯救父母,让孩子的行为就像他或她才是个大人,而他们的父母才是小孩子,但事实上这不是孩子的任务。因为,这与万物之道、自然之律是相违背的。

不
关于癌症

海灵格：你的问题是什么？

玛格丽特：我被抑郁症和焦虑症折磨了很多年；在八个月前，我得了癌症。

海灵格：闭上你的眼睛，张开你的嘴巴，将你的头微微地低下来，头部放松，深深地吸气，吐气。

（过了一会儿）：对你自己说，对你的内心说："是的。"

（在一番内心挣扎后，她摇了摇头，不。）

海灵格（对着团体）：这是导致癌症的原因之一。你们看出来了吗？死还比较容易。

（对着玛格丽特）：好，我已经告诉你该要怎么做了。其他的我帮不上忙。

（对着团体）：刚才我所示范的是一种特别的运作模式，它静悄悄且秘密地发生，没有任何事情被揭露出来。然而，你可以从身体的语言中得到指引，而且你只需要稍微提点一下灵魂就行了。它会将某些东西带进意识之中，也许只是唤醒某些东西，如此而已。现在，这灵魂有了新的力量和新的定位，同时也有了原本不存在的自由，这个灵魂已能自己决定要怎么做，治疗师只需静观其变。因为治疗师不可以干预任何灵魂的发展，所以他得抽身离开。

（对着一个握住玛格丽特的手且正在安抚她的人）：你最好让她独自一个人。安抚只会使她更脆弱。

（对着玛格丽特）：你能够感觉到吗？

玛格丽特：我觉得我很坚强。

海灵格（对着团体）：她不需要安慰。稍早发生的事正是她力量的来源。

没有人能够取代它或增强它，那是不可能的。

"空"的中心

我想要谈谈，关于治疗师在从事这份工作时应有的态度。

其实我并不需要花太多精力来思考这个问题，因为我信赖我的老朋友——老子——他是一位远古时代的人，他曾提到关于回归空无的种种结果。

一个回归空无的人是无欲也无惧的。事实上，我们并不需要采取任何行动，事情就会顺着它们自己的自然法则排列得井然有序。对一个治疗师而言，这才是合宜的态度——回归空无的中心。

你不需要闭上眼睛以达到回归空无的中心，因为这个空无的中心一直与我们相连，未曾封闭。你要无惧地回归空无，这一点非常地重要。任何担心这样做会有什么后果的人，是会让原来进展中的事情立刻停止的。因而，你必须时刻保持无所欲求的心，甚至要让自己不产生任何的治疗欲念。

在空无当中，这空无当然只是个意象，你和它是相连的。只要你愿意，连结时会很自然地突然出现解答的意象，而这些意象便是你要跟随的。

当然，你也可能会出错，这点是毋庸置疑的。不过，错误本身则会透过一个随之而来的回声进行自我修正。因此从事这份工作时，治疗师不是非得要完美，而且也不该在任何方面被视为是较优越的，只要你是稳定的，能安静地处在这个空无的中心，治疗就会成功。

谦卑在这里是很重要的。无所欲求的态度让我们得以接受病人的原貌，能接受疾病的原貌，更接受命运的原貌。没有人能操纵命运，只有命运本身所拥有的强大力量才足以操纵命运。所以，治疗师不过是一个陪在病人身边，同时提供一个空间让病人安在其中，并陪伴他们找到自己力量的人罢了。

无所为地陪伴着病人，这才是能真正左右大局的事。

傲慢
关于糖尿病和自杀的弟弟

海灵格（对着海伦）：你的问题是什么？

海伦：我得糖尿病已经有23年了，这种病非常难控制，它的情况经常大起大落。有时候会销声匿迹一两个礼拜，有时候情况会忽然急转直下，并且持续好一阵子。

海灵格：23年前有没有发生什么事？

海伦：我弟弟死了。

海灵格：怎么死的？

海伦：是自杀死的。（哭泣）我忘不了这件事，它一直萦绕在我的脑海中。

海灵格：你生他的气吗？

海伦：没有。

海灵格：但你的确在生他的气。

海伦：我从不觉得我在生他的气。

海灵格：他拒绝接受你的帮助，有时候人们会觉得这是一种羞辱。

海伦：事情不是这样的。我甚至不知道他的情况有多糟，很长一段时间，事情都刚好在危机中走过。

海灵格：我们来安排一个两人的家庭系统排列，你和你弟弟。

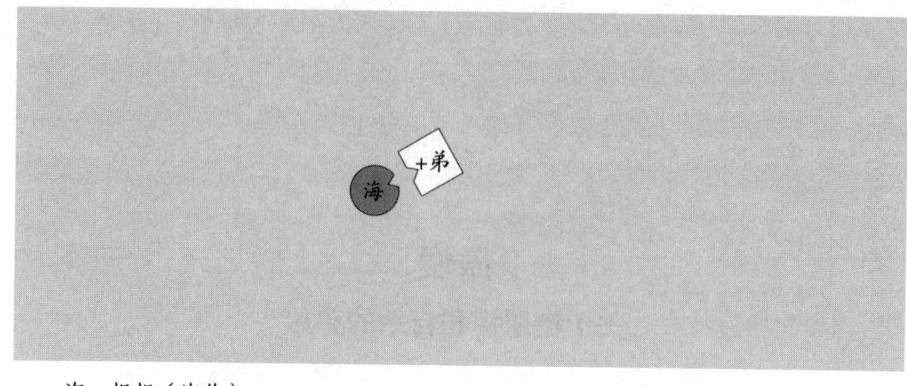

海　姐姐（海伦）
+弟　弟弟，自杀身亡

（他们对望着彼此很长一段时间。）

海灵格（对着死去的弟弟）：后退，顺着你自己的感觉来决定要退多少步，然后转过身去。

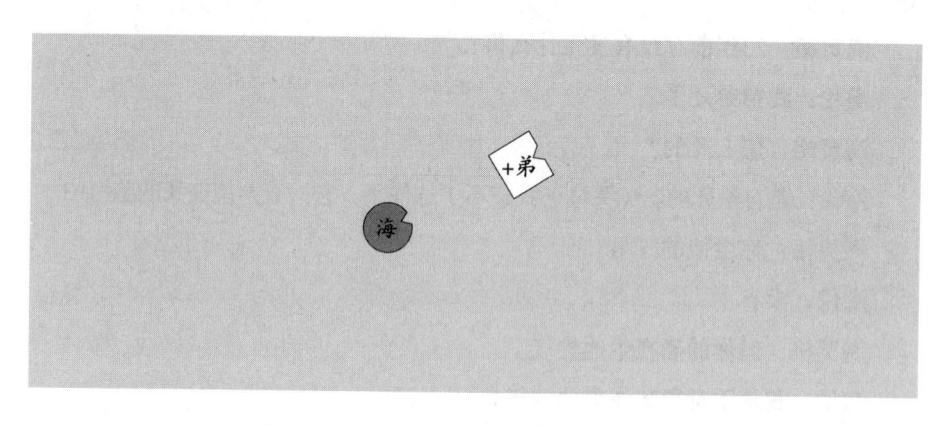

海灵格（对着死去的弟弟）：现在觉得如何？

弟弟：比之前好太多了。刚才距离实在太近了。

海灵格：完全正确。

弟弟：我几乎要窒息了。

海灵格：她是蛮横专制的。

（对着海伦）：有一个格林童话故事是这样说的，有一位医生和死神签了一份合约。每当这个医生在为人看诊时，他马上就可以知道这个病人能不能存活。因为他和死神的约定是，如果死神站在病人的床头，这个病人就可以救活。反之，如果死神站在床尾，医生就会知道，这个病人救不了了。有一天，这个医生为一个年轻的女孩子看病，死神就站在床尾。他看见了，为那个女孩感到非常惋惜，结果他竟把床铺倒转过来。女孩儿获救了，但死神则带走了医生的性命。

（对着海伦的代表）：你有什么感觉？

姐姐：我觉得很空虚。

海灵格：因为在这里，已经没有你能做的事了。

姐姐：正是如此。

海灵格：这真是太可怕了。

（对着海伦）：当你没有任何事情可以做的时候，那感觉是非常可怕的。

（海灵格将海伦的代表转过来。）

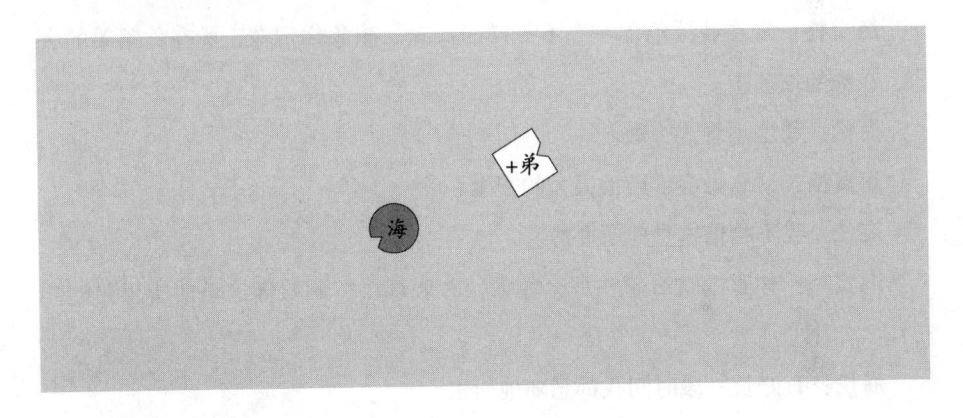

傲慢

海灵格（对着海伦的代表）：现在这样的感觉呢？

姐姐：非常舒服。

海灵格（对着海伦）：你对这个有没有什么话要说？

海伦：我不知道应该对此做出什么响应。

海灵格：是啊，没有谁能够那么轻易地放下这种高傲的态度，这种妄自论断生与死的高傲态度。

海伦：我不觉得我试图论断。

海灵格：但这是我们所看到的结果，你擅自要阻挡他的去路。

海伦：我不这么认为。

海灵格：但你确实是这么安排的。

海伦：我不过是比较靠近他一点儿而已。

海灵格：问题就是出在站得太近。现在我就针对这个画面来讨论。

海灵格（对着团体）：如果，当年她弟弟为了取悦她而活下来，现在情况会怎么样？他现在的生活会是什么样的光景？

（对着某个组员）：他现在的生活会是怎样的光景？

参与者：可能更糟吧。

海灵格：更糟！比现在的情况更糟。

海伦：我不相信。

海灵格：好，问题就出在这里。得糖尿病要比放下你所相信的简单得多了。

海伦：我也不想得糖尿病。

海灵格：现在我要给你一个不一样的概念。想象你现在正躺在你弟弟的旁边，在他的坟墓中。

海伦：我也不想这么做。

海灵格：这么做会带给他极大的安慰。

海伦：我不相信这是他所要的。

海灵格：你真的这么想？那么你为什么表现出一副好像这是他所想要的样子？

海伦：有好长一段时间我都想随他而去。

海灵格：好，这就是问题的根源。我想，我已经告诉你问题出在哪儿了，可以吗？

海伦：可以。

自杀及自杀倾向

我想要谈谈自杀：

首先我要谈的是，在一些案例中自杀的结局是无可避免的，它是必然会发生的事，我们必须尊重它。我们之所以干预自杀是源自于一个信念，我们相信生命是最珍贵的东西，而我们必须让人们活下去。就像规则似的，人们因爱而自杀，但自杀却很少被尊崇为对家庭的爱的举动。

在《爱的序位》一书中，我描述了一个情况，它很清楚地呈现这个现象。有一个年纪很大的儿科医师来参加我的课程。他虽然已经70岁了，但他还在为他的儿子感到悲伤，那孩子在12岁时上吊自杀。起因是，他叫儿子去买一些东西，但那男孩回到家时，却不小心把袋子掉到地上，所有的东西立即散落一地。他打了儿子几下，作为惩罚，然而当天晚上，他的儿子就上吊自杀了。

这课程结束之后，隔年，那个医生来参加我的另一个课程。我们一起散步时，聊起了这件事。我告诉他，他的儿子之所以自杀可能与爱有关系。就在那一刹那间，他突然想起了，就在这件事情发生的前几天，他的妻子宣布她怀孕的消息。当时，他儿子的反应是，很大声地说出一句话："但我们的家不够大！"他自杀，是为了把空间让给那个新生儿。

过了一会儿，那个医生告诉我事发当天晚上，在他和妻子一起躺在床上时，他突然有一种不可思议的轻盈感。有时候事情就是这样。

在课程结束时，他说："现在我安坐在一片平静的湖泊上。"他在爱中与他的儿子和平共处了。

参与者：自杀和自杀倾向是同一件事吗？还是在你看来是不一样的？

海灵格：不，自杀倾向和自杀基本上是同一件事。不过也有一些案例显示，当一个自杀事件被阻止时，企图自杀者却在事后感到松了一口气。所以，有时候自杀倾向很像是一种爱的证明，它将企图自杀者从他们的重担中解脱出来，而它有时候似乎真能将他们从命运中解放出来。不过这仅仅是有些时候而已，并非总是如此。

（对着团体）：我并不是说你们不应该试图阻止自杀的事件。我的意思是，在某些情况下你们是无法阻止它发生的。譬如说，如果有一个自杀者试图以此弥补一桩重大的犯罪，那么这是一种不同的动力。这比较像是对受害者的一种献祭，像是在受害者面前低头，你们可以用这样的角度来看待此事。如果一个人杀害了另一个人，或是犯下某种非常严重的罪，然后他自杀了，这就是对受害者低头，并选择躺在被他伤害的那个人身边。那个罪犯像是在说："现在我也与你同在了。"你们不妨从这个角度来看这件事，毕竟这是一个深入且具有疗效的画面。

傲慢

当恐惧来袭

（艾伯特的母亲不让他和他的生父接触。）

海灵格：我建议你坐正，然后环视团体中所有的人。眼睛要保持睁开。

（对着团体）：当恐惧来袭时，与外在的接触就让眼睛保持睁开的状态，这一点非常重要。当一个人闭上眼睛，他们就会退到想象和虚幻的画面之中。

（过了一会儿，对着艾伯特）：现在想象你的生父，想象当你还小的时候，你站在他身旁，在他的保护之下。

在这里，我稍微补充一点关于父亲的事。当孩子害怕的时候，他们的父亲了解他们的心情，但孩子们却不知道他们的父亲了解这些。

让你的眼睛保持睁开。对付恐惧的方法就是要微微张开你的嘴巴，眼睛保持睁开，然后将双手放在大腿上，同时让掌心朝上。开始想象恐惧正排出你的体外：

——从你的眼睛。用一种友善的态度来观看事物，并将头微微向前倾。

——从呼吸。将恐惧随着呼气吐出。

——从你的手。想象你向上伸出双手抓住你的父亲，就像是一个四岁左右的孩子一样。

嘴巴保持张开，这一点很重要，并让你的眼睛聚焦在某一点上。如果你看得够远，可以看到你父亲所在的某个地方，若能凝视着他的眼睛，那会更好。

（过了一会儿）：现在你做得非常好。

枯竭
关于多发性硬化症

海灵格（对着茱蒂丝。只见她吃力地靠着学步车移动，说话也口齿不清）：你有什么问题？

茱蒂丝：我有多发性硬化症。

海灵格：我要问你一个问题。你，还有救吗？

茱蒂丝：有。

海灵格：等等，你没有花时间用心思考这个问题。你还有救吗？还是，你已经来到尽头？

茱蒂丝（摇了摇头）：不，我还没到尽头。

海灵格：你确实到尽头了。

（茱蒂丝哭泣了，这让课程静默了很长一段时间。）

海灵格（对着团体）：我会解释这个过程。

当我咨询一个人的时候，我对那个人会有一种感觉，我能感知到他们正站在生命中的哪一个点，比方是在生命的终点、中间点，还是起点？他们此刻是在哪个点上？

如果，我看到这个人就站在靠近终点的地方，我将会抽身后退，回到自己的位置。因为，我一旦采取行动，那就介入了这个人和他生命的本貌，这不是我应该做的事，事实上是我不能做这样的事。此时，我唯一能做的是帮助这个人在面对临终、面对死亡时保持内心的平静。现在就属这种情况，我不能再进一步做任何事了。

（现场再度静默了一段很长的时间。）

海灵格： 我们在这里结束，好吗？

（茱蒂丝点了点头。）

生命点

（对着团体）：我想再多谈一些关于生命点的概念。当一个人带着问题来寻求帮助，我有时候可以注意到那个人忘了某件事，或是把什么事情遗留在过去，然后我便可以和他一起回到事发的那个点。也许他需要的是来自父母的祝福，又或许是过去有个尚未抚平的创伤。我都可以和那个人一起回到过去的那个点，去帮助他或她采取任何必要的行动，或是解决任何尚未解决的事，然后再回到此时此刻。

然而有一点非常重要：不要停留在过去！

有时候，这个人来到某种极限，这种极限虽然不是永久的或固定的，但却是一个会阻挡前进的障碍。在这个时候，我可以帮助他清除那个障碍物，让前进的路再次畅通无阻。

不过，我终将停留在我所在的地方，我是不会跟着病人一起去的。我只会停留在事情得到解决的那一个点上，接下来，得由病人自己走下去。

没关系
关于肠癌

海灵格：你的问题是什么？

乔治：我患癌症已经三年了。

海灵格：哪一种癌？

乔治：肠癌。我动过几次手术，但医生还是无法将恶性细胞从我身上去除。

海灵格：你结婚了吗？

乔治：是的，我有一个太太，但没有小孩。

海灵格：你还有多少时间？

乔治（思索了一会儿后）：我想，我所剩的时间比大部分与我同年纪的人要少吧。

海灵格：没错。你是向前看而非向后看，对吧。

乔治（非常感动地）：正是如此，有时候我可以看到一条长路在我面前展开，确实是这样。

（然后便静默了很长一段时间。）

乔治：我没事了。

信任
关于硬化症

海灵格（对着碧）：坐在我身边，你感觉如何？

碧：虽然有点儿紧张，但我觉得在这里很安全。

（碧背对着海灵格靠了过去，他则伸手搂着她。）

碧（过了一会儿）：好舒服。

海灵格：我们稍微缓一缓。

（停顿了一会儿，仍然揽着碧）：好，现在告诉我，你有什么问题。

碧：我患硬化症已经11年了。而我最近有种感觉，我再也无法应付它了。这感觉就好像存粮耗尽了，米缸已空空如也，此外我还感觉到，像是有重物压在肩上，且不断地将我往下压。另一方面，我又觉得自己似乎把精力浪费在毫无意义的事情上。

（说话的同时，她已将身体坐直。）

海灵格：你可不可以说明一下硬化症是什么？

碧：这是一种结缔组织的疾病。首先，我的氧气不足，活动力也会因此受限，不论是从事体能运动或是写东西都一样，而我无法接受这样的情况。

海灵格：安排一个两人排列，你和你的疾病。

碧：选择男人或者女人来代表这疾病，会有差别吗？

海灵格：只要依你的直觉挑选就对了。只是在你安排他们两人的位置时，你要保持非常平静与稳定。

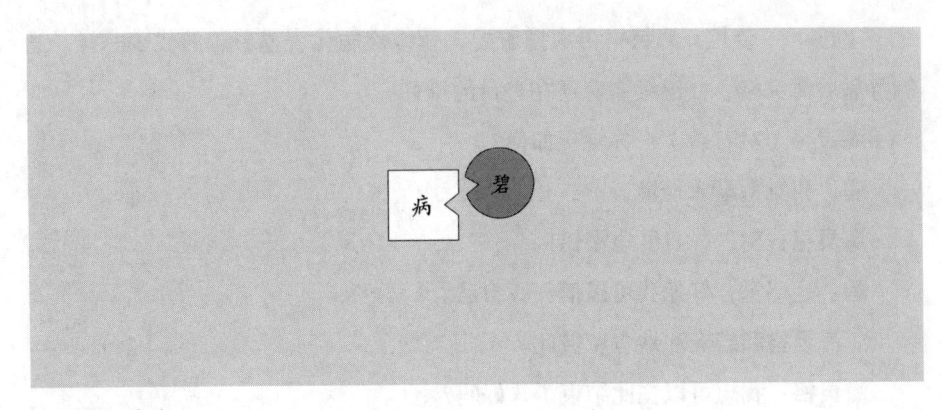

病　疾病
碧　碧

（过了一会儿，海灵格转动疾病的代表，让他更面向碧的代表，同时还要他用手揽着她。碧的代表则低头，看着地板。过了一会儿，海灵格把她的头抬高并将之放在疾病的肩膀上。）

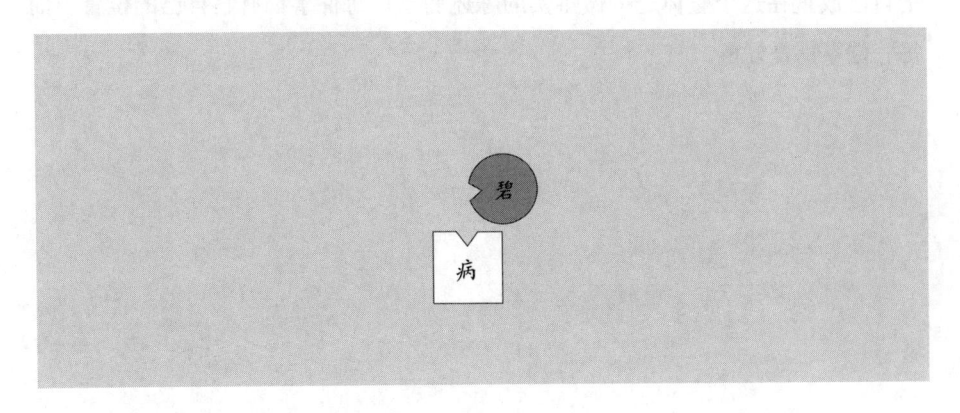

碧（过了一会儿）：这样不对。

海灵格：再等一下。

（过了一会儿，对碧的代表）：你觉得如何？

女人：一开始的时候我觉得很可怕，但现在我觉得和这个疾病在一起很有安全感。对，我觉得和这个疾病在一起很安全。

海灵格（对着疾病的代表）：那你呢？

疾病：我感觉愈来愈舒服了。一开始我无法完全接受这个任务，但现在好多了，我觉得很坚强。

（过了一会儿，海灵格再次揽着碧，就像疾病代表揽着碧的代表一样。碧侧身靠着海灵格，并继续看着还在进行的排列。）

海灵格（对着碧）：你觉得如何？

碧：我觉得渐入佳境。

海灵格：对，一点儿也没错。

碧：这感觉，好像我可以信任我自己。

（海灵格和碧专注地看着彼此。）

海灵格：我想可以在此结束了，好吗？

碧：好的。

海灵格（过了一会儿，对着团体）：不久之前，有个人问我，我怎么有办法承受过程中所发生的一切事情。他觉得我会受制于某些不好的事情。当时，我无法回答他，事后我一直思考这个问题。我得到的答案是，事实上，我只是把自己放置在这个整体之中做事实的陈述而已。每件事都有它自己的位置，而每一件事都是好事。

灵魂
关于麸质过敏症

海灵格：你的情况如何？

克莱尔：我儿时得了一种疾病，叫做麸质过敏症。它是一种会对麸质产生过敏反应的病。患者会有下痢的症状，还会觉得全身都不舒服。我已经29年没发病了，没想到后来再度发作。不过，病情已有好转。

海灵格：什么时候复发？多久以前？

克莱尔：去年夏天。我是一个演员，当时我正准备拍一部电影。为了饰演的角色，导演要求我减重。于是，为了电影能够顺利开拍，我试着减肥了三个月。

海灵格：我认为这真是太糟糕了。

克莱尔：我并没有瘦太多，我大约只少了三四公斤而已，没有达到减掉十几公斤的目标。

海灵格：我们来安排一个由你的灵魂和那部电影共同组成的家庭系统排列。好，开始吧。

克莱尔：我的灵魂和那部电影？

海灵格：没错，你的灵魂和那部电影。

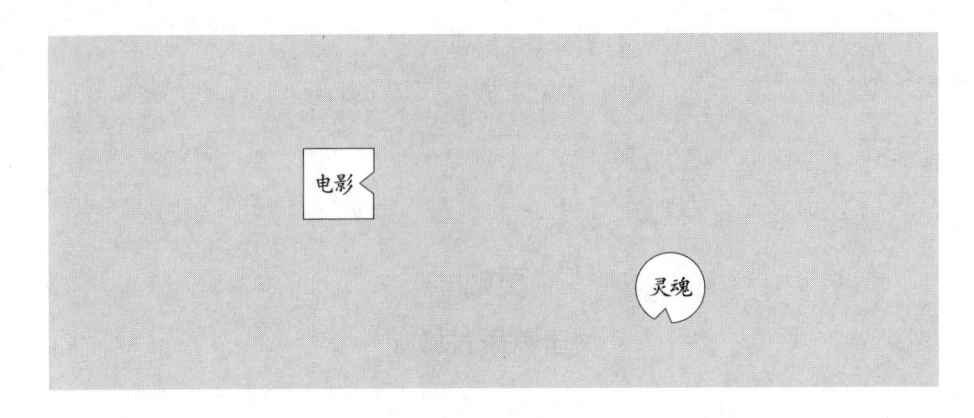

海灵格（对着克莱尔，当她安排好两个代表的位置后）：现在也为疾病安排一个代表。

（克莱尔将疾病安排在那部电影和她的灵魂中间，接着又将它移到她灵魂的后面。）

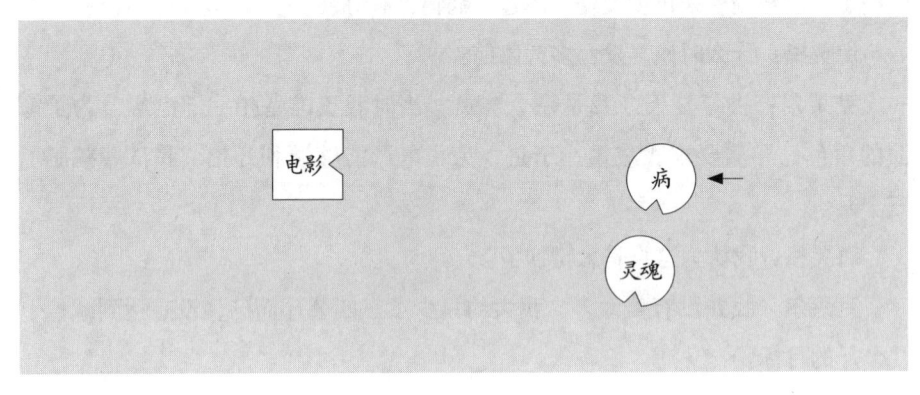

病　疾病

海灵格（对着灵魂的代表）：你现在感觉如何？

灵魂：现在好一点儿了。在她将电影安排在我身边时感觉最糟。感觉最好的时候是，当她将疾病安排在我们之间时。现在没有她在旁边，感觉也很好。

海灵格（对着疾病）：那你呢？

疾病：我很悲伤，也觉得不舒服。我感觉我快要吐了。

海灵格：电影觉得如何？

电影：我对她来说是个威胁，我可以很强烈地感觉到这一点。基于礼貌的因素，我不直视她而向前方看，这样她的威胁感就不会如此强烈了。

海灵格（对着克莱尔）：现在，将你自己排入这排列之中。

（她站在原本灵魂的代表所站的地方，然后海灵格将灵魂移到电影的旁边。）

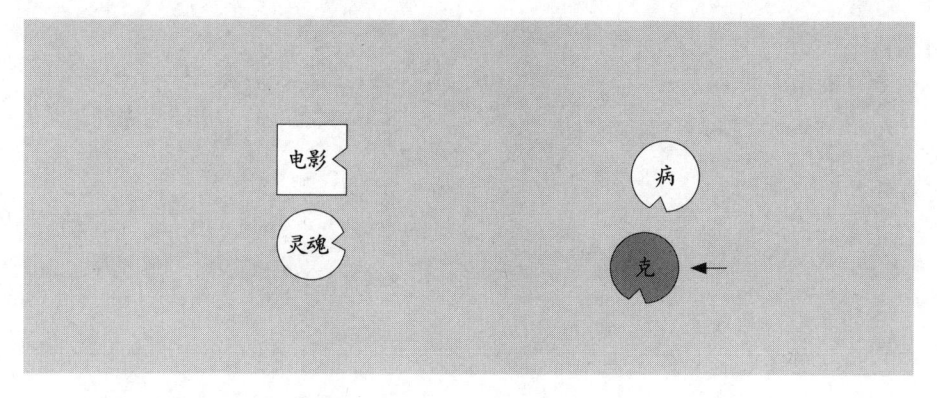

克　克莱尔

海灵格（对着电影）：灵魂在你旁边，你有什么感觉？

电影：感觉很好。

海灵格：那灵魂觉得怎么样？

灵魂：我也觉得很好。

海灵格（对着克莱尔）：你觉得如何？

克莱尔：我觉得有点儿嫉妒。

（她笑了起来。）

海灵格（对着疾病和灵魂）：现在你们两个该换换位子了。

（海灵格让灵魂站在非常贴近克莱尔背后的地方。）

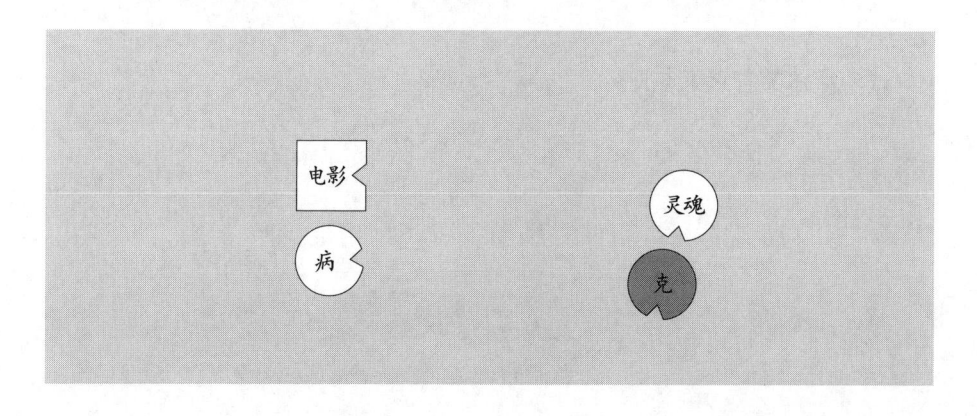

海灵格（对着克莱尔）：现在感觉如何？

克莱尔：现在我觉得好一点了。

（海灵格将灵魂移到克莱尔、疾病和电影中间。）

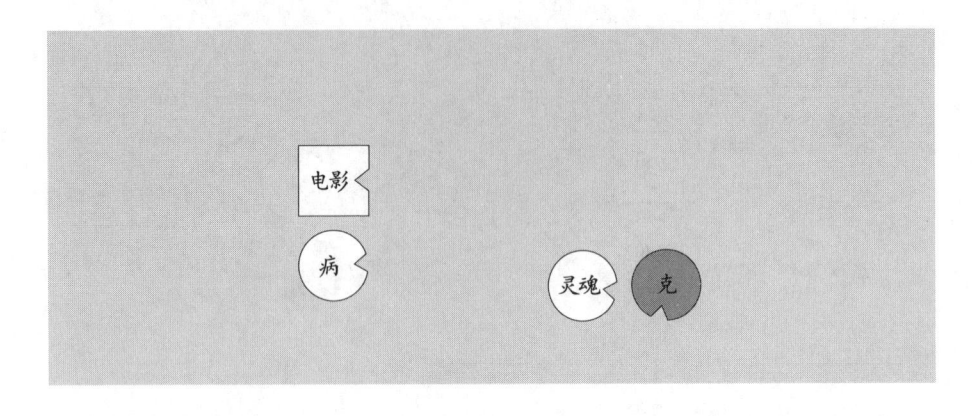

克莱尔：现在我看不到其他人了。

海灵格：这让你觉得好还是不好？

克莱尔：嗯，完全没问题。

海灵格：灵魂觉得好吗？

灵魂：不错。

海灵格：电影呢？

电影：我觉得轻盈一些，现在我可以自由呼吸了。

疾病：我也觉得这样比较好。这里比较温暖，而我也可以清楚地看到她们两个人。

海灵格（对着克莱尔）：我不知道这代表什么，但我想我们可以结束了，好吗？

（克莱尔笑着点了点头。）

烦恼
关于皮肤癌和重度灼伤

海灵格：你怎么了？

康丝坦思：大约六个月前我得了皮肤癌，同时还有灼伤。

海灵格：怎么说？

康丝坦思：我被灼伤，被火烧伤。

海灵格：当时你几岁？

康丝坦思：26岁。

海灵格：发生了什么事？

康丝坦思：嘉年华期间，我打扮成棉花糖的样子去参加一个化妆舞会。我另一个妹妹则装扮成气球的造型。有个女人点了香烟，碰到了那套气球服装，接着它就爆炸了。一瞬间，我发现自己身陷火海之中。当时，有一个男人反应很快，他扯下一块布帘并用它裹住我灭火。但我全身70%仍被灼伤，几乎丢掉性命。之后，我在医院待了将近一年。这场际遇所留下的疤痕改变了我的人生。

海灵格：哪一方面改变了你的人生？

康丝坦思：和男人之间的关系。被火纹身之后，我感觉我失去了对异性的吸引力，因为全身上下都是疤痕。这件事就发生在我准备前往美国与男友相会的两个星期之前。结果我没有去成，而是住进了医院。我生命中的每件事自此都变得更加困难了，现在我又得了皮肤癌。生命真是困难重重啊！

海灵格：不久前有个人对我说，你无法帮助一个为悲伤与遗憾而日渐憔悴的人。你在这场火灾中究竟发生了什么事？你说你几乎丢了性命，那真实的情况是怎么一回事？

康丝坦思：我没有去美国和我的男友相会，我待在家里。从事情发生之后，我一直都待在家里，经营着家庭生意。就是这么一回事。

海灵格：你说的是日渐憔悴的情况。但我要知道实际上发生了什么事情？

康丝坦思：家里的每个人都来照顾我，我所有的兄弟姐妹通通赶来都要照顾我。

海灵格：当你说起这件事情时，心里有什么感觉？

康丝坦思：心里很慌很害怕。

海灵格：是的，换作是我，我也会害怕。

康丝坦思：但我不知道我为何会恐惧。

海灵格：告诉你的灵魂："你与我同在。"

康丝坦思：你与我同在。

海灵格：现在你的感觉如何？

康丝坦思：它说："我仍与你同在。"

海灵格：那你和你的灵魂同在吗？

康丝坦思：我想，我的灵魂躲起来了。

海灵格：没错，你的灵魂是躲着你。因为你不尊重这份礼物。

康丝坦思：礼物？你是说当我被灼伤时，我的灵魂与我同在是份礼物？

海灵格：还有，你的康复也是。

康丝坦思：你说得对。

海灵格：如果你送给某个人一份珍贵的礼物，但他们却把它丢掉，你作何感想？这行为让你有什么感觉？

康丝坦思：这会伤害我，让我感到难过。

海灵格：那结果会是什么？

康丝坦思：我会退缩，并且躲起来。

海灵格：对，你会因此失去力量。我已经指点你一条明路了。

康丝坦思：一条明路？你是指接受那份珍贵的礼物？

海灵格：你收到我的礼物了吗？

康丝坦思：跟我想要的不一样。

海灵格：完全正确，正是如此。你把焦点放在我身上，可是站在门口想要进来的那个人是谁？

康丝坦思：是我的灵魂吗？

海灵格：答对了，就是你的灵魂。你和你自己的灵魂断绝了联系。什么东西可以帮助你对抗癌症病魔？

康丝坦思：我不知道。我想，应该是一个信号吧。对抗癌症病魔？这就是为什么我想要做家庭系统排列的原因。

海灵格：如果没有灵魂的参与，做什么排列都没有用。

（对着团体）：在此我想要说一说——关于身心疾病。很多人以为罹患身心疾病，是疾病因为心理因素而产生，以为只要精神状态回复原有的秩序，疾病就会远离。这样的想法是把灵魂当作某种供人利用以达到治病目的的东西。然而，灵魂或是心灵，并不是为了让人强身祛病而存在的。灵魂的存在有着比这更远大、更高尚的目的。不过我们仍可以试着求助灵魂。譬如说，我们可以感到荣耀且尊敬灵魂，并顺从灵魂的领导，由它引领我们穿越疾病。

很多时候，身心疾病往往被误认为是自我和身体的毛病，而非心灵和身体的毛病。前者应被称为自体疾病，而非身心疾病。当人们说某某人得了精神方面的疾病，他应该好好去思考他们自己的话，毕竟他们所指的精神通常是自我，而非心灵。你必须顺从你的灵魂，而且要谦恭服从，这种谦卑的态度才会帮助你痊愈。

（对着康丝坦思）：你了解我刚才所说的吗？

康丝坦思：我正在消化。

海灵格：我给你一些时间来想一想，好吗？

（康丝坦思点了点头。）

海灵格（对着团体）：对了，我刚才提到关于病人应该怎么做的这席话，同样也适用于治疗师。治疗师应该回到所有治疗计划和治疗意图的起点，去找出能帮助病人灵魂的方式。你得去感受灵魂的运作，并跟着它一同和谐地律动。你要去帮助灵魂，即使你所做的有违病人的期望和幻想。一旦灵魂照着这方式运作，好事就会发生。然后，你要站在坚固的土地上，并信任从中散发出来的力量。

个案或病人常常会跑来找治疗师，并要求安排一个排列，好让他们能感觉舒服一点儿。这是因为他们幻想治疗师拥有神奇的力量所产生的憧憬，他们以为治疗师真有什么神通。一旦治疗师掉入这个陷阱，试图让某件事发生，那灵魂将不会跟着起舞，这治疗也绝对不会成功。

通往死者之路
关于肠癌

（亨利刚刚完成由他目前家庭成员所组成的排列。）

海灵格（对着亨利）：我不确定能否帮你摆脱这个状况。来，坐在我旁边，让我试试这个方法。这是一个冥想练习。你想试吗？

亨利：是的，请帮助我。

海灵格：闭上你的眼睛，然后，深深地，缓缓地，呼吸。把你的头微微地往前倾。让它自然地垂下来。现在，想象你正走向亡者……往地府深处走去，不管遇到哪些亡者……包括这个小宝宝（一个之前提过因小产而流掉的孩子）……直到你走到他们面前……然后，在他们的身边躺下……直到你感到平静为止……绝对的平静……这世上所有令人兴奋的事情，都逐渐消退……而你，已感觉到全然的平静……你是他们的一份子……慢慢地安息……直到，所有的一切都平静下来。现在，将你的头垂得更低。

（停顿了好一会儿之后）：当你完完全全地平静下来之后，去感受他们的力量……亡者的力量……因为他们被妥善地安置着……在他们之中，你是最小的一个。

你要尊重他们所给你的东西……尊重每一个亡者给你的东西……如果你真的与他们同在，你将会从他们那里得到一些东西……深深地，呼吸……现在，用你张开的嘴巴将他们给你的东西吸入，然后留些东西给他们，譬如说，你的痛苦……或是，愧疚……或是，其他任何东西。说不定，他们或许也会给你痛苦……属于你的痛苦。

（一段长而寂静的停顿后）：当一切结束时，慢慢地把头抬起来……然后，回到这里。

（亨利低头的姿势维持了很长一段时间，然后才缓缓地挺直身体，睁开眼睛。）

海灵格（对着亨利）：不要对任何人提起这件事，好不好？

（亨利点了点头，并喃喃地说了声谢谢。）

我们三个
关于肌肉萎缩症

海灵格（对着安洁莉卡）：如果你准备好了，我们现在就开始。

安洁莉卡：我准备好了。

海灵格：你有什么问题。

安洁莉卡：我天生患有肌肉萎缩症，是从我母亲那儿遗传的。在我15岁时，病症才变得比较明显。我现在31岁。我曾经是个运动员，一名游泳选手，但我的运动机能却急速退化。不管怎么样，这病会愈来愈严重，而我的身体只会日渐衰弱。我很清楚一件事，不论演变到什么程度我都会撑下去。最近，我家里发生很多事，我和母亲间的关系不知怎的……

海灵格：好，够了。靠着我。

（安洁莉卡靠在海灵格身上并用手揽着他。他也用手揽了她。）

海灵格：我现在代表谁？

安洁莉卡：我的母亲。

海灵格：没错，完全正确。我现在代表你的母亲。

（海灵格用双臂搂着她，并且将她抱紧。她也用双手抱着他，然后哭了起来。）

海灵格（过了一会儿）：你怎么叫你的母亲？

安洁莉卡：妈咪。

海灵格：告诉她："亲爱的妈咪。"

安洁莉卡：亲爱的妈咪。

海灵格："即使我必须付出如此的代价我仍然接受。"

安洁莉卡：即使我必须付出如此的代价我仍然接受。

海灵格："以满满的爱。"

安洁莉卡：以满满的爱。

海灵格："亲爱的妈咪。"

安洁莉卡：亲爱的妈咪。

海灵格（又停顿了一会儿）：你觉得妈妈对你从她那儿遗传了这种疾病，她会有什么样的感受？

安洁莉卡：她觉得很自责。

海灵格：正是这样。

（海灵格放开安洁莉卡。她把眼泪擦干，然后深呼吸。）

海灵格：你觉得你此生过得如何？

安洁莉卡：不太好。

（海灵格选了一个代表并让她面对着安洁莉卡。）

海灵格（对着安洁莉卡）：这个人代表你的疾病。告诉她："我从我母亲那里得到了你。"

安洁莉卡：我必须触摸她。

（她向疾病代表伸出她的手，并对她微笑。）

安洁莉卡：我从我母亲那里得到了你。

海灵格："你们俩儿是一块儿的。"

安洁莉卡：你们俩儿是一块儿的。

（她哭了起来。）

海灵格：看着她然后深呼吸。

（过了一会儿）：闭上你的眼睛。现在，带着你的疾病和你的母亲，一起进入你的心灵。

（她闭上眼睛并低头。）

海灵格：然后说："我们三个。"

安洁莉卡（停顿了很久）：我们……我们三个。

海灵格："是一体的。"

安洁莉卡（哭着）：是一体的。

海灵格：让这三者汇流，直到他们合而为一。

（安洁莉卡维持不动很长一段时间。然后她哭着将头靠在海灵格身上。）

海灵格（过了一会儿）：你现在觉得如何？

安洁莉卡：好一点儿了。

海灵格：那你母亲觉得如何呢？

安洁莉卡：也好多了。

海灵格：你的疾病呢？

安洁莉卡：它也是。

海灵格（对着疾病的代表）：你好吗？

疾病：我觉得很好。

海灵格（对着安洁莉卡）：就这样吧，这是你奇特的命运。

（安洁莉卡把头从海灵格肩上抬起，然后擦干眼泪，但仍继续握着疾病代表的手。）

海灵格：我再告诉你一个关于人生的小故事，要听吗？

安洁莉卡：要。

海灵格：去年我在伦敦开课时，有一个年约40岁的女人，从小就罹患小儿麻痹症。后来她治愈了。不过在那课程之前三年，她的状况是一年比一年虚弱，也只能坐在轮椅上。她坐在我身边，我要她想象她自己长大了，健康正常了，就像其他的年轻女孩一样。然后我要她观想她真实的人生，包括她的疾病以及虚弱。在她两者都做完之后，我问她哪一种人生比较珍贵。

她挣扎了很久，最后她流着眼泪说："这样的人生比较珍贵。"

（对着安洁莉卡）：这样的人生有着独特的伟大力量。你同意吗？

安洁莉卡（拥抱了海灵格）：没错。

海灵格：为你献上我诚挚的祝福。

亲爱的孩子
关于慢性子宫炎

海灵格：你怎么了？

苏珊：两年来，我的子宫炎一直都好不了，病情也没有任何变动。有时候它会好几个小时不发作，但事实上并没有好。这种病带来很多的不便，它让我觉得很困扰。

海灵格：你结婚了吗？

苏珊：没有。

海灵格：有没有小孩？

苏珊：没有。

海灵格：有没有曾经发生过什么事？

苏珊：有，我曾经怀孕过一次，但两个月之后那孩子就没了。那是三年前的事了。从那之后，我再也没交过男朋友。

海灵格：那孩子没了，是小产吗？

苏珊：对。

海灵格：在你的心灵上出了一点事，发生了什么事？

苏珊：我当时不想要那个孩子，但我只是在那个时候不想要那个孩子而已。我一直在想，我是喜欢小孩，但不是现在，拜托再过一阵子好不好。我曾试图压抑这样的想法，但它始终存在。

海灵格：闭上你的眼睛，想象着那个宝宝，然后将他抱到你的大腿上，用爱环绕着他。

（过了一会儿）：张开嘴巴做深呼吸，微微地张开嘴巴。

（又过了一会儿）：现在，在你心中对着那个孩子说："亲爱的孩子。"

（她微笑并点头。）

海灵格：现在让他走，怀着爱，温柔地。

（她把头低了下来。）

海灵格：现在抱起那个孩子，然后将他带进你心中。（停顿了一下）完成了。

苏珊：是的。

海灵格：很好，那就这样。

往生者

海灵格（对着团体）：我想要讲一些关于往生者的事。从我们的经验以及我们所观察到的结果来看，亡者似乎会停留在我们身边一段时间。虽然他们已经走了，我们再也不能看见他们的形体，但是他们仍借由对我们的影响而存在，就好像他们还活着一般。

家庭系统里的灵魂同时涵盖了生者与亡者。这就是为什么，往生者会要求在家庭中占有一席之地的原因。而很多时候人们害怕死者会造成破坏性的毁灭，但事实上正好相反，虽然往生者拥有强大的力量，但是却很温和，而且他们会照顾活着的人。

（对着苏珊）：就算是往生的婴儿也同样会照顾他的父母，这一点你可以从他们所带来的影响中看见。

经过一段时间之后，往生者会退开。如果他们得到尊重与尊敬，如果他们被允许进入家庭同时也能发挥他们的影响力，那么他们在完成之后就会自动退开。届时，你便得让他们走。这是一个心灵的移动，我们不会知道他们会往哪里去。

（对着苏珊）：如果你紧抓着他们不放，打个比方，譬如你惦记他们太久，那他们退开的动作就会受阻。所以，过一阵子之后，那个宝宝也会离开你的心。到那个时候，他便会真正地死去，安详长眠。这点非常地重要！不过在那之前，你必须先让他跟着你一段时间，至少一年左右，好吗？

苏珊：好。

海灵格：很好。就这样了。

一点点就好，不要太多
一对无法决断的夫妇

海灵格：你的问题是什么？

赫门：关于我们夫妻俩之间的事，我们的问题是出在罗莎没有全心付出。总觉得她有所保留，不肯完全投入这段感情。

海灵格：在这段感情之前，你们两个人之中有没有谁曾经认真地投入某段关系？

赫门：我曾经结过婚，但也已经离婚14年了，我有一个18岁的女儿，她跟我前妻住在一起。

海灵格：你们的问题在于第二任妻子无法让自己全心全意地接受这个男人，就这么简单。

赫门：但我想这是可以改变的。（他笑了。）

海灵格：这我可不知道。它并不是一件很容易的事。

赫门：我知道。

海灵格（对着罗莎）：你的看法呢？

罗莎：我已经不是第一次发现自己无法全心投入一段感情了。事实上，我从来没有全心投入过任何一段感情。从这一点看来，我想问题大部分出在我身上。我之所以害怕与人过于亲密，那跟我的过去有很大的关系。

海灵格：你有婚姻恐惧症之类的情况？

罗莎：可以这么说。

海灵格：你们有小孩吗？

赫门：没有。

罗莎：其实我们还没结婚。赫门是想结婚的，但我对婚姻非常恐惧。就在我们即将订婚时，我背部的脊椎间板竟然发生突出，我们只好暂时打消这个念头。（两人都笑了。）

海灵格：我想这也许是最好的解决之道，只要一点点就好，不要太多喔。

罗莎：长此下去也不是办法。

海灵格：如果行不通的话，这关系老早就出现变化了。也许这对你们来说是最好的状态。

（他们认真地凝望彼此很长一段时间。）

海灵格：现在这段感情已有了认真的成分了。我们就这样结束。

（对着团体）：现在我们都站立在这稳固的土地上，他们两个人站在其上，我也是。只要你是站在大地上，那么你就可以行走，但如果是在云端就不行。

把彼此看进眼里

由于嫉妒

鲁道夫：我的妻子很善妒。

海灵格：嫉妒是指善妒的一方想要甩掉另一半。是这样的情况吗？

邬丽克：不，不是这样的。

海灵格：你确定？嫉妒的人真正要的，通常都和她所表达出来的相反。她不是要占有另一半，而是要甩掉他，这嫉妒是让人绝对不会失手的高招。她不用主动分手，就能逼迫伴侣离开她，这就是嫉妒的功用。这对因嫉妒而受苦的人来说是一种慰藉。

邬丽克：你这席话说得我哑口无言。我一直以为我之所以嫉妒，是因为我必须借由不断地与人比较才能得到自我价值感。

海灵格：一个男人爱上一个女人，除了因为她是女人之外，还有什么原因呢？一个女人爱上一个男人，除了因为他是男人之外，还有什么原因呢？真正的原因是，他们爱上彼此的灵魂，而灵魂是不能拿来比较的，对吧？

邬丽克：对。

鲁道夫：对。

海灵格（在他们凝视彼此之际）：那从哪里可以看到灵魂呢？答案是从眼睛里。当你们凝视彼此时，只看得见灵魂，没有别的。

是的，我很愿意
对于选择彼此和一个孩子

海灵格：你的问题是什么？

菲丽瑟蒂：大约三个星期后，我们就会有一个宝宝了。然而，在怀孕这段期间发生的坏事却多于好事，现在我总觉得不能拥有这个孩子。我，还没准备好。这些日子以来，我意识到我们仍背负着许多来自家族的包袱。我的家庭背景影响了我对身为人母的感觉。

海灵格：我不需要知道这么多细节，看重点就好！你结婚了吗？

菲丽瑟蒂：没有。

海灵格：为什么？

菲丽瑟蒂：到目前为止，我没有考虑过要结婚，所以仍未婚。

海灵格：你猜得到这孩子要的是什么吗？

菲丽瑟蒂：一个家庭。

海灵格：对，完全正确。近年来，人们对结婚这件事变得很不"上道"，知道为什么吗？其原因只有一个，说穿了正是想要延长青春期。

菲丽瑟蒂：没错，是有这样的因素。

海灵格：可是一旦你有了孩子，青春期也就结束了。

菲丽瑟蒂：我想这是个问题。

海灵格：孩子的爹有什么看法？

曼纽：随着宝宝即将到来，我才发现一个问题。我发觉，此时此刻的我无法为这个孩子找到一个可以安身的地方。

海灵格：那是因为你在和这个宝宝竞争。

105

曼纽：我不这么认为。

海灵格：我们来做个非常简单的实验。

（海灵格让菲丽瑟蒂站在中间，曼纽站在她的身后。他要曼纽将双手放在她的肩膀上，然后他要菲丽瑟蒂向后靠着曼纽。）

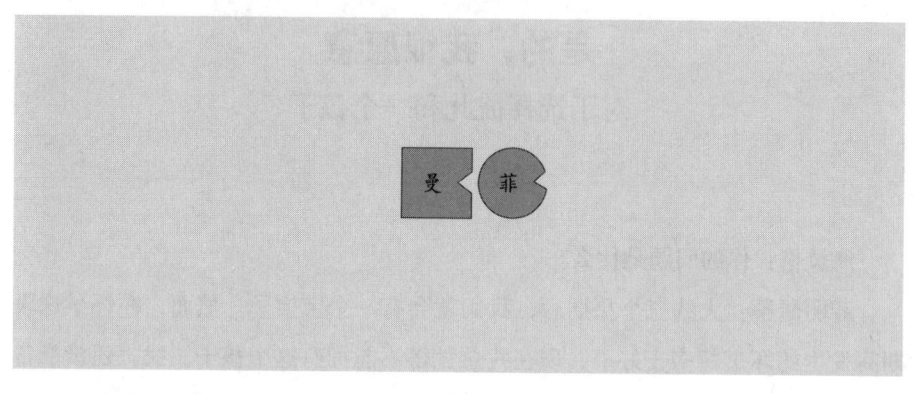

曼　曼纽
菲　菲丽瑟蒂

（过了一会儿，海灵格选一个代表扮演曼纽的父亲，并让他站在曼纽的身后，双手则搭在曼纽的肩膀上。）

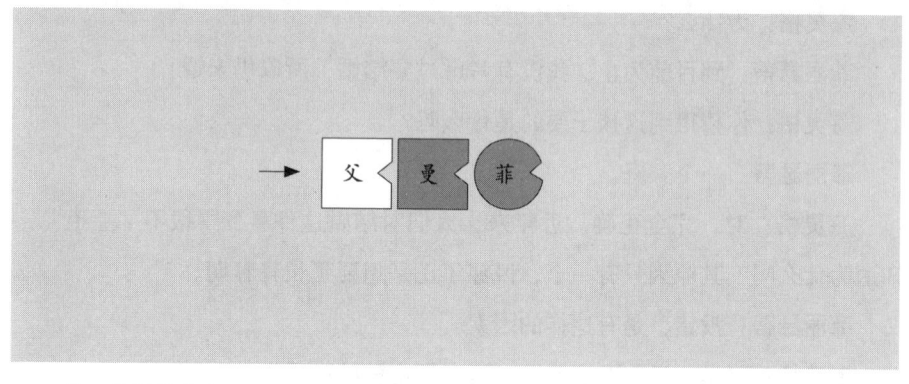

父　曼纽的父亲

（又过了一会儿，海灵格将曼纽的头往前压，这样一来，他就能靠着菲丽瑟蒂的头了。接着他将菲丽瑟蒂转向曼纽，他们彼此拥抱，菲丽瑟蒂则将头靠在曼纽的胸前。）

```
父 ← 曼 ← 菲
```

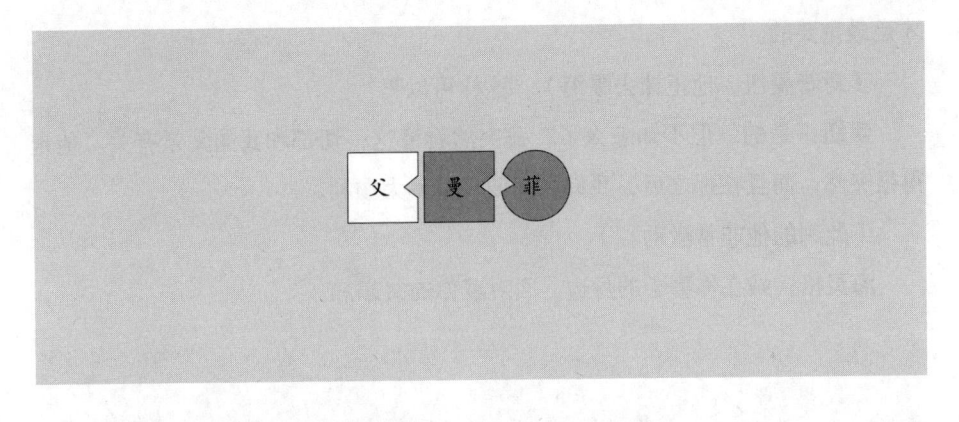

海灵格（对着曼纽和菲丽瑟蒂）：凝视对方的眼睛。

（对着曼纽）：如果你做得到的话，告诉她："是的。"但在说的同时，你必须凝视着她的眼睛。

曼纽（犹豫了一会儿后）：是的。

海灵格（对着菲丽瑟蒂）：你也这么说。

菲丽瑟蒂：是的。

海灵格：说："我很愿意。"

菲丽瑟蒂：我很愿意。

海灵格（对着曼纽）：你也对她这么说。

曼纽（迟疑了一会儿后）：我很愿意。

海灵格：要用能让她信服的语气来说。等到你的灵魂同意之后再这么说，说的时候要凝视着她。你必须对她们母子都说愿意。

（曼纽父亲的代表再度将双手放在曼纽的肩膀上。）

曼纽（过了一会儿后，用一种坚定的声音）：是的，我很愿意。

海灵格：很好。

（对着菲丽瑟蒂）：这样可以吗？（她点点头。）你必须注视着他，你也这么说："是的，我很愿意。"

菲丽瑟蒂：是的，我很愿意。

海灵格（过了一会儿，他们俩仍注视着彼此）：不管其他来自你们家族的什么东西，那都是另一码事。此景、此地才是最重要的。此时此刻你们两个人才是最重要的。

（对着曼纽，他正抹去眼泪）：这样可以吗？

曼纽：是的。但不知怎么了，我突然看清这一切都和我的父亲有关。他走得很突然，而且在那之后，我们之间便一直不太顺利。

（此刻的他非常激动。）

海灵格：站在你妻子的身边，面对着你的父亲。

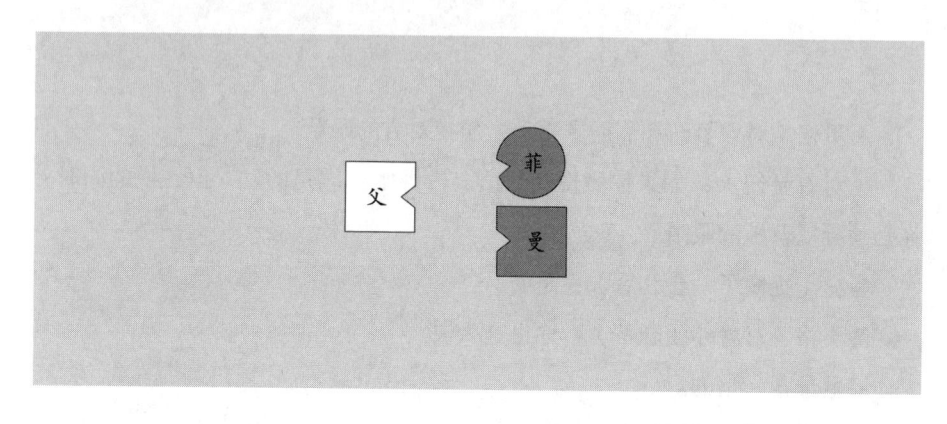

（曼纽站在菲丽瑟蒂身边之际，他伸手揽着她并抚摸着她。）

海灵格（对着曼纽）：对你的父亲说："请友善看待我们和我们的孩子。"

曼纽：请友善看待我们和我们的孩子。

海灵格："你看，生命得以延续。"

曼纽：你看，生命得以延续。

曼纽的父亲：我很乐意认同你们。

海灵格（对着曼纽）：这样可以吗？

曼纽：可以。

海灵格（对着菲丽瑟蒂）：对你来说可以吗？

菲丽瑟蒂：可以。

海灵格：祝福你们与你们的孩子。

好会变得更好
让一对夫妇找到新的起点

海灵格（对着康瑞及西西丽亚）：你们的问题是什么？

康瑞：这个嘛，当然是我们之间的关系了。我发现自己经常处于一种紧张状态；我总是急于做些什么好事。我认为这是串起我生命的一条线。

海灵格：告诉她："我很棒。"在你说话的同时也看着她，就这么简单的一句："我很棒。"

康瑞：我很棒。

海灵格："而你也很棒。"

康瑞：而你也很棒。

海灵格（对着西西丽亚）：你也一样这么告诉他。

西西丽亚：你很棒，而我也很棒。

（他们都笑了。）

海灵格（对着康瑞）：有了这句赞美，就像得到好运一样。这里有一个秘密，你们知道那是什么吗？它会变得更好！

西西丽亚：你是指我们很棒这件事吗？

海灵格：是的，好会变得更好，棒会变得更棒，两个人在一起最好。

一段关系透过彼此的互相认可，得以持续并茁壮。"那很不错"、"我很喜欢"、"那很适合你"、"你做得很好"、"那尝起来很美味"。我讲的都是一些很普通的事。如果某件事让你感到不悦，你也可以想想在那之中会有哪些好的部分。

还有一个秘诀，能教你如何巩固和发展彼此的关系。一条河流是从它的源头开始发展的,源头是河水涌出之地,也是它成为一条河流的地方。因此,当相处出现问题时,你们要回到源头。譬如说,回想你们当初邂逅的场景,当你们去到那源头时,也许你们会看见彼此的眼中、脸上所绽放出来的光彩。

另外,还有一个建立良好关系的秘诀。那就是将做错的或不愉快的往事丢到一边,从此绝口不提,事情就这样丢着,不提也不想。这绝对不会有任何问题,而有经验的人都办得到。

康瑞(对着海灵格):她刚刚问我,我们是否可以这样做,我告诉她,我们做得到。

海灵格:很好。这里还有另一个建立良好关系的秘诀。它和我刚刚所讲的相辅相成,那就是,许对方一个全新的开始。

(对着康瑞):还有什么问题吗?

康瑞:我没问题了。

海灵格(对着西西丽亚):还有什么问题吗?

西西丽亚:没有,这个咨询很具启发。

海灵格:那你们满意了吗?有没有什么其他问题想咨询的?

西西丽亚:事实上,这样就够了。

康瑞:对,这样就够了。

海灵格:我也这么觉得。像你们这样有经验的夫妻,接下来的一切你们自己就能应付了。

(两人都笑了。)

我带着爱让你们走

悼念两位过世的前妻

海灵格：你们怎么了？

里欧：我们在一起三年半，也同居两年半了。去年一整年，我们几乎每天都在讨论我们之间的巨大差异。近来我们一直质疑，就算试着解决这些差异又有什么意义。

海灵格：以前发生过什么事？一定曾经发生过什么！

里欧：在这段关系之前，我曾有过两段认真的恋情，它们之所以会结束，是因为她们的死亡所造成。

海灵格：她们是怎么死的？

里欧：第一个女朋友因为脑出血，三天内死亡，我们没有结婚。第二个女人是我的妻子，却在我们到纳米比亚度假时车祸身亡。

海灵格：谁驾驶的？

里欧：是别人。当时我们有七个人共乘，由其中一个人开车。出事时，我们是在沙漠之中，而救援直到事发一个半小时之后才到达。这些年来我一次又一次地自省，在这段感情中我背负了多少过去这类经历的伤痕。

海灵格：选两个代表扮演两个死去的女人，另一个代表扮演驾驶者。

（当里欧选好代表之后，海灵格将三个人安排在与里欧相对的位置。）

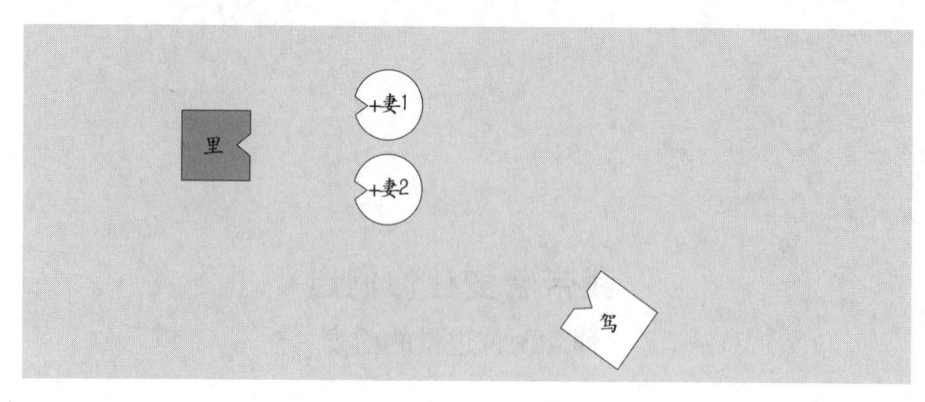

里　里欧
+妻1　第一任妻子，死于脑出血
+妻2　第二任妻子，死于车祸
驾　肇事车辆的驾驶者

海灵格：先让我观察一下你们的反应如何。

（过了一会儿，对着里欧）：走向你第二任妻子并拥抱她。紧紧地抱着她，只要顺着感觉去做就对了。

（他走向她，两人激动地抱住对方，且抱着很长一段时间。然后他们松开彼此，同时深情地凝视对方。之后他们又再度拥抱，并凝视着对方的眼睛。）

海灵格（对着里欧）：站到她的旁边，伸手搂着她。

（他站到她的旁边，然后他们伸手互相揽着对方。）

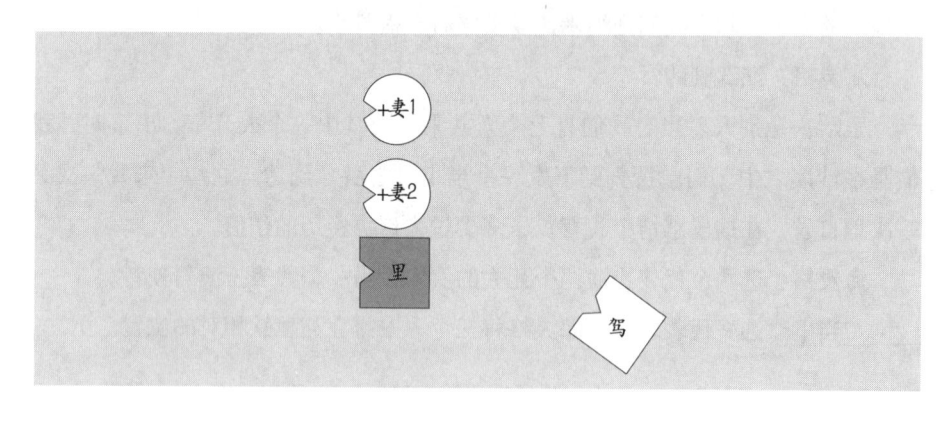

（他们再一次激动地拥抱着。）

海灵格（对着里欧）：顺从你的感觉移动，不管任何动作都对，张开嘴巴，深呼吸。

（过了一会儿，在他们结束拥抱时，对着里欧）：告诉她："我让你走。"

里欧：我让你走。

海灵格："带着爱。"

里欧：带着爱。

（里欧啜泣起来，两个人再度拥抱。）

海灵格：顺从你的悲伤："我怀着爱让你离开。"

（经过很长一段时间之后，他们松开了彼此。）

海灵格：现在站在两个女人的中间，一手揽一个。

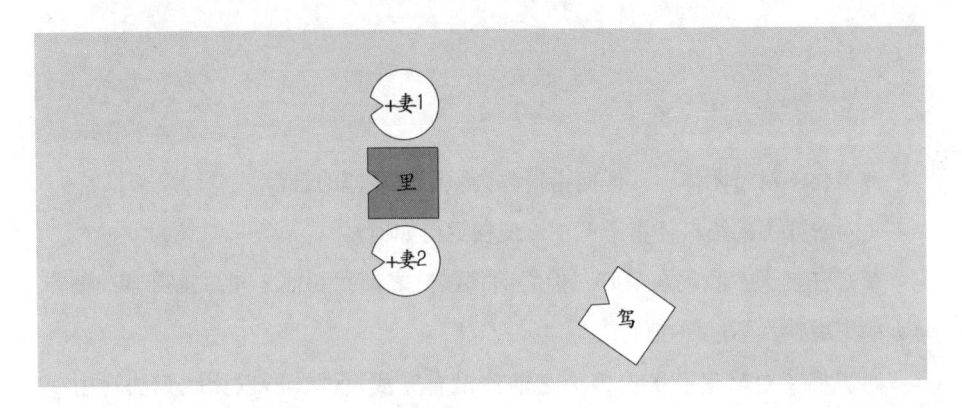

（图示：+妻1、里、+妻2、驾）

（三个人揽在一块儿并看着彼此。）

海灵格（过了一会儿，对着里欧）：你现在觉得如何？

里欧（叹了一口气）：轻松一些了。

海灵格：过去的哀悼你没有把它完结。现在的你已经让它稍微完整一些。这荣耀着死去的女人们，是你的哀悼荣耀了她们。把她们两个都捧在你的心上，然后，一阵子之后，让她们走出你的心。如果我们不让死者离开的话，她们将无法得到安息。你对那个肇事司机有任何感觉吗？

里欧（迟疑了一下子）：宽恕。

海灵格：宽恕是不被允许的。但是，你可以不再指责他。

里欧：好的。

海灵格：那就这样，让他能够不再受到责难，好吗？

里欧：好的。

海灵格（对着肇事驾驶者）：你还好吗？

驾驶者：我想要离他们远一点儿。

海灵格：就这么做。

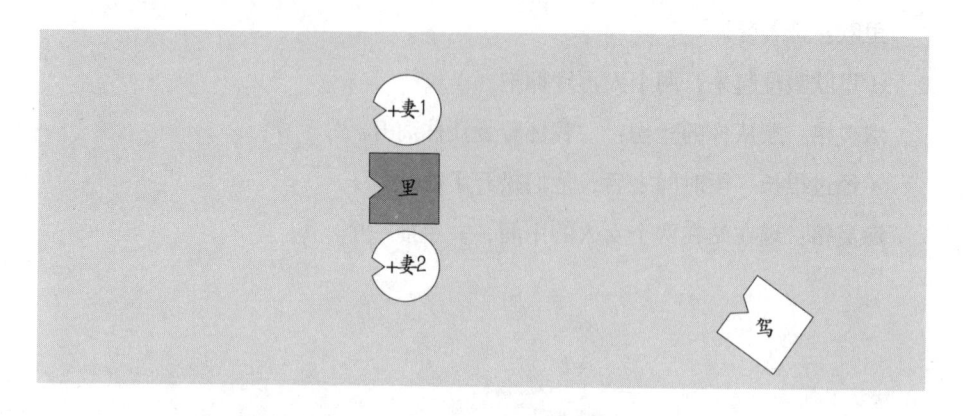

海灵格（对着团体）：任何指责都会阻碍这哀悼的进行。

（对着死去的第二任妻子）：你现在觉得如何？

第二任妻子：我现在很好，但之前很糟。之前我和他之间总觉得有一种非常大的束缚感。不过现在好了。

海灵格（对着里欧）：因为之前你没有完成哀悼，所以让她无法自由离去，现在你已将它了结。

（对着死去的第一任妻子）：你现在觉得如何呢？

第一任妻子：我现在也很好。

海灵格：很好。那就这样。

（里欧再度回到海灵格旁边坐下。）

海灵格（对着海莲娜）：你现在比较了解他了吧？

海莲娜：长久以来我一直感觉到的某个东西，似乎随着哀悼的完整而浮上台面。那长久以来的感觉，像是我遗失了什么。

海灵格：你必须把他和那两个死去的女人视为一体。如此一来，你会对他有更深的了解，然后你才能取代死去女人们的地位。

（里欧和海莲娜相互对望，同时还会心一笑。里欧伸手揽着她，她则将一只手放在他的腿上。）

海灵格（对着海莲娜）：有一个好方法，你可以接收她们的爱。

（对着里欧和海莲娜）：深情地凝视彼此吧！这虽不是最初的爱，但却是一份成熟的爱，而这份爱有着与众不同的质地。

（两人都点了点头。）

海灵格：很好，我们就在这里结束。

哀悼

我们如果从其中的影响来看，便会发现死者离开的脚步似乎走得非常缓慢，好像他们还想待在我们身边一段时间。而那些没有被敬重与哀悼的死者，或是那些很轻易地就会被遗忘的死者，似乎会停留得更久。此外，当死者感到恐惧，或是当生者不想和他们有任何瓜葛时，那死者所带来的影响力很可能会持续很长一段时间。

哀悼可以借由进入悲伤，并透过这悲伤来荣耀与敬重亡者，以达成真正的哀悼。当死者得到悼念与荣耀后，他们就会离开，而他们的生命也就能真正地结束，能真正地死去。

里尔克（Rilke）写过一首关于奥菲士（Orpheus）、尤丽黛（Eurydice）和赫米斯（Hermes）的诗。诗中，他如是说尤丽黛："生命的所有真义，因她之死而丰富。"死亡是一种完成，如果我们对死者抱持这样的观念，那么我们将会表现出不一样的行为。这观念同样适用在年少早夭，甚至是那些一出生便死亡的孩子们身上。也许我们会觉得他们错失些什么，但他们又有什么可错失的呢？灵魂的本质存在于生前与死后，我们从那本质中涌现生命，死后再又回归其中。

当我们允许死者离开，他们会对我们很友善，他们不会挡住我们前进的路，更不会对我们施加什么特别的力量。过长的悼念则会绊住死者，让他们就算想离开也办不到，这么做对死者与生者的伤害是一样大的。你往往会在下述情况中看到这种过长的哀悼，那就是当生者亏欠死者某些东西而不自知时。

爱不会要求一个人长期悼念。弗洛伊德这么评论威尔逊总统（President Wilson），关于他在妻子死后一年就再婚的事。他指出，这是他对第一任妻子的爱的痕迹。当一个人爱过了，并真正哀悼死者之后，他的生活就可以继续下去，只因被爱着的死者也会同意他这么做。

快行动啊
关于主动脉瓣狭窄

海灵格（对着柯黛丽亚）：你的问题是什么？

柯黛丽亚：我患有主动脉瓣狭窄症，但我不想动手术，原因是我对手术有一种抗拒感。然而我如果不动手术，就医生的说法，我的心脏恐怕支持不了多久。

海灵格：我们来安排一个两人组成的家庭系统排列。

柯黛丽亚：两个人？

海灵格：对，你和你的心脏。

（在她选好代表后）：现在安排她们的相关位置。

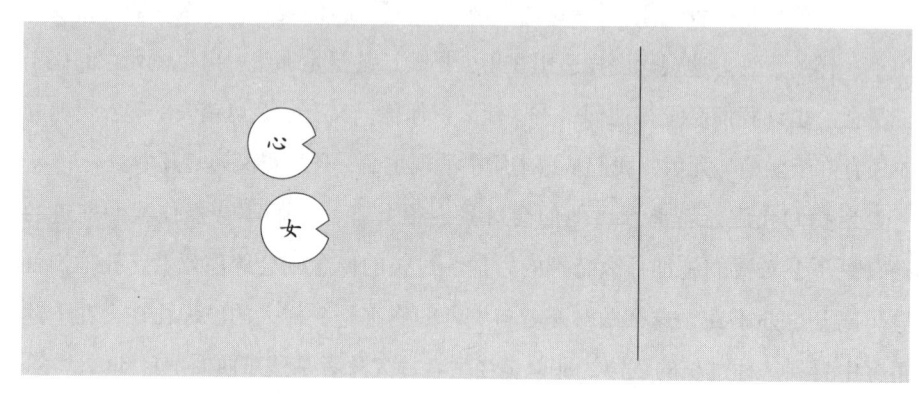

心　心脏
女　女人（柯黛丽亚的代表）

海灵格（对着那两个代表）：我不会告诉你们该怎么做。我要你们自由发挥，顺从你们的感觉移动。

（扮演柯黛丽亚心脏的代表这时变得十分焦躁，她紧紧地抓着胸口，并在台上台下跑来跑去，最后还跑出了门外。而柯黛丽亚也紧抓着自己的胸口。）

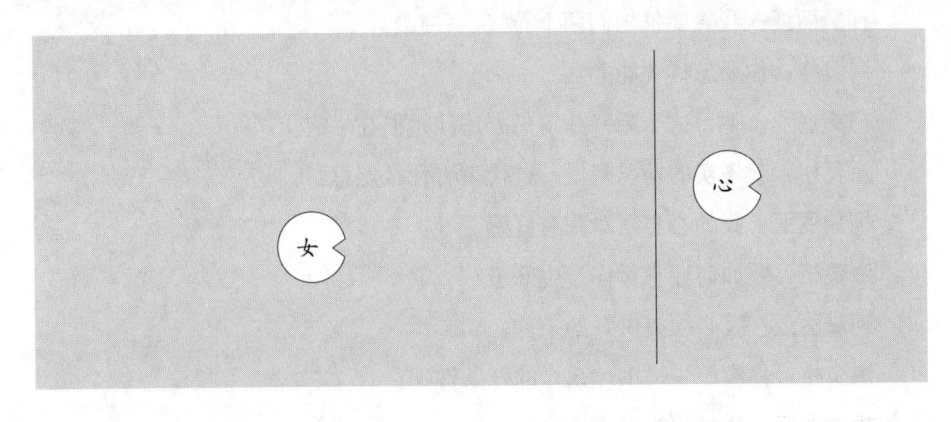

海灵格（对着柯黛丽亚的代表，当她以不确定的眼神看着那扇门，那扇心脏从此消失踪影的门时）：呀，快行动啊！动起来啊！做点什么吧！

（她这才跑出门去追她的心脏。团体传来笑声。）

海灵格（对着团体）：不，不要笑。你们必须保持安静，这件事攸关生死。

（海灵格走到敞开的门，向外看，此时柯黛丽亚的代表正忙着安抚心脏的代表。过了一会儿，对着柯黛丽亚）：过去看看发生了什么事。

（对着团体）：她的代表正抚摸着心脏的代表并试着照顾它。我从这里可以看到她们。

（柯黛丽亚将两个代表带回来，然后和她们一起站在海灵格的面前。）

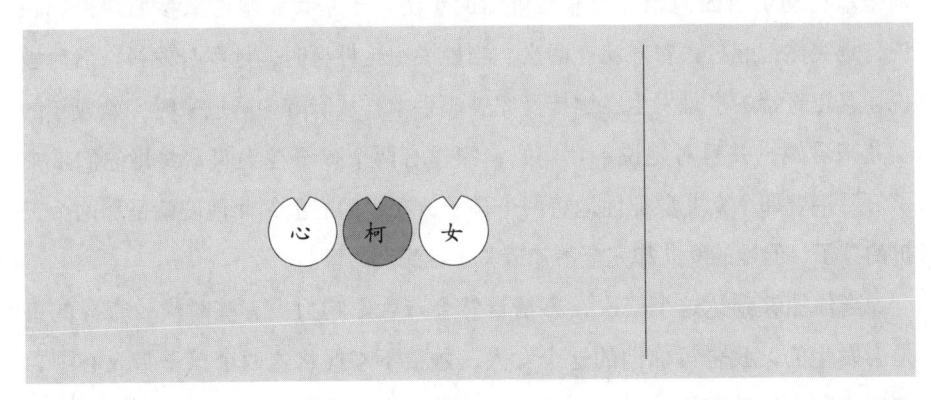

柯　柯黛丽亚

柯黛丽亚：我发现这事儿真奇怪，在这里所发生的事。

海灵格：现在你想怎么做？

柯黛丽亚：我想要把她们两个拉拢在一起。

海灵格：你要怎样才能办到？

柯黛丽亚：嗯，这个嘛，总得想办法让她们在一起。

海灵格：就现实的情况来说，这代表着什么意思？

柯黛丽亚：我的心必须对我有好感。

海灵格：要如何让它对你产生好感？

柯黛丽亚：我必须提供好的条件。

海灵格：你应该先提供什么样的好条件呢？

柯黛丽亚：我必须接受手术治疗。

海灵格：对了，你必须接受手术治疗。好，就这样了。

（对着团体）：有时候发生的事情真的很奇怪。我什么也没做，我只是将箭放在弦上，然后箭就自己发射出去了。如果你顺着过程自由发展，而治疗师也仅仅遵从那些真正由行动而衍生的结果，如此一来，事情是有可能发生的。

最近我有一个颇为奇特的经历。今年一月，我为奥地利肿瘤协会（Austrian Oncology Society）的癌症病人举办了一个课程。课程中有一个女人，她罹患癌症，已病得非常严重。我为她做治疗，然而，由于她全然与外界隔绝同时也把自己隐藏了起来，结果治疗没有效，因此我必须中断治疗。但隔天，她说她必须采取行动了，因为她有着非常可怕的想法。于是我要她再来参加课程。她说，她突然记起过去曾经流产两次。当她说起这件事时，她浑身发抖。然后她说，真正奇特的事是发生在她接受完肿瘤手术，从麻醉中醒过来时，她成年的女儿来看她，并且对她说："妈妈，家里有两个孩子在尖叫。我将他们带来了。"接着那个女儿象征性地将两个孩子放在她的肩上，而他们就是那两个夭折的孩子，但她的女儿却完全不知道关于她流产的事。

当你能够到达这个层次，事情自然会产生影响力。有些时候，奇异的事是会发生的。我告诉你们的这个女人，她接下来便将这两个孩子带入心中，突然之间，她就有了生命力！接下来，她顺利前进，并得以好好安排她的家庭系统排列。

我很快就来
同意死亡

海灵格：你病得很重吗？

玛席尔达：两年半前，我切除了右边的乳房，接下来的一年半时间，复原情况也很好，我本以为撑过来了。但是，九个月前病症却在同一个地方复发。我感到希望破灭了。最近，我接受医生的建议将所有的牙齿都拔掉，也因为这样，让我几乎无法进食，现在体重仅有40公斤，看起来像是一具皮包骨。

（她情绪非常地激动。）

海灵格：闭上你的眼睛，然后微微地低头。对你的内心说："好的。"

（她将头转向他时）：等等！我们有的是时间，先等这个声音散布在你的全身，直到它接触了每一个角落、接触你的胸口、你的心脏，直到整个心灵都接触"好的！"，同时也接触死亡……直到平静的感觉出现为止。想象所有你死去的亲人，告诉他们："我很快就来，带着爱。"

（过了一会儿之后，她低下头。）

海灵格：就是这个动作。保持这个动作，这就是臣服。

（她的头垂得更低了。）

海灵格：对，只要单纯地顺从你的内在。

（过了一会儿）：你现在觉得如何？

玛席尔达：平静多了。

海灵格：很好。就是这样。

（当她转身向他时）：我们在这里结束可以吗？

玛席尔达（迟疑地）：这样就结束了吗？

海灵格：这便是最重要的事了。

玛席尔达：你是指我即将死亡这件事？

海灵格：不，我是指你能够面对并接受它这件事。

（过了一会儿，她点了点头）：让我再告诉你一些事情，好吗？（她点头。）我将挑选一位代表扮演死亡。你认为死亡是男人还是女人？

玛席尔达：我认为死亡不只一个人，而是很多个人。我的母亲，我的父亲，我的生父，我的哥哥，我的一个儿子，我的祖父母，每一个人都代表死亡。只剩我的孩子还活着。

海灵格（对着团体）：她改变了规则，而我将如她所愿。

（海灵格选了七个代表，分别扮演玛席尔达死亡的家族成员，同时让他们一个挨着一个排成一列。然后他请玛席尔达的治疗师在家庭系统排列中扮演玛席尔达，并要她站在死者的旁边。）

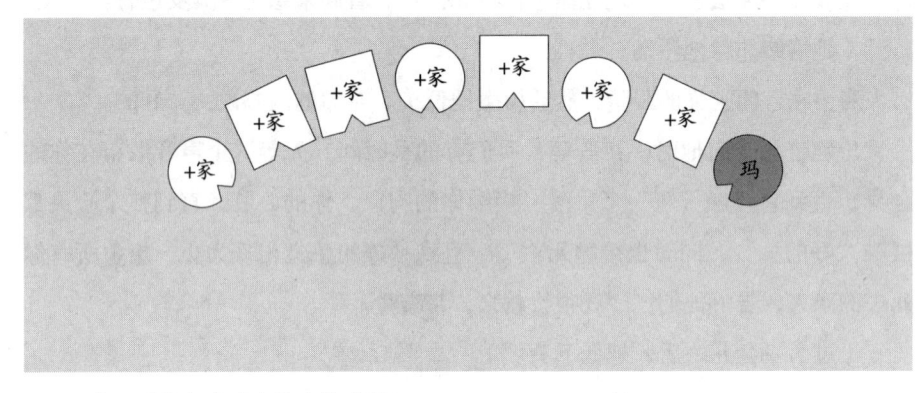

+家　玛席尔达死亡的家族成员
玛　玛席尔达

海灵格（对着玛席尔达的代表）：你站在那里感觉如何？

女人（哭了）：这里有一种让人无法承受的悲伤氛围。

海灵格：看着那些死者，然后告诉他们："我也将会来此。"

女人（哭泣着）：我也将会来此。

海灵格（对着死去的家族成员）：所有的人都看向这边。

女人：我也将会来此。但我感觉到有一股强烈的抗拒，事实上，我并不想来此。

（过了一会儿，海灵格将玛席尔达的代表带到死者的面前，并且要他们围成一个圆圈包围着她。死者们向她伸出手并且触碰她。）

海灵格（对着玛席尔达的代表）：张开你的眼睛，张开眼睛环视你的四周，然后说："我很快就来。"

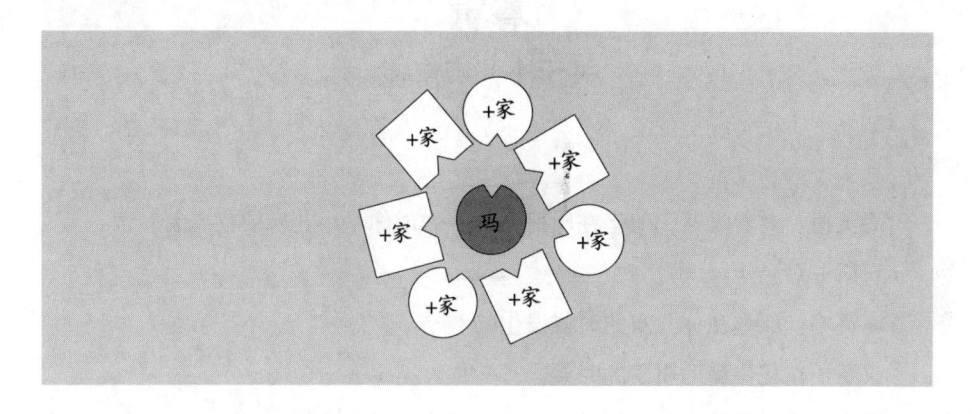

女人：我很快就来。（她叹了口气。）

海灵格（过了一会儿后）：现在你觉得如何？

女人：平静多了。我已经停止颤抖，现在我可以来了。

海灵格：好，就这样。

（对着玛席尔达）：我们可以在此结束了吗？

玛席尔达（点着头）：可以了。

尊重
关于小儿麻痹症

海灵格（对着汉斯，他坐在轮椅上）：你说你是小儿麻痹症患者？

汉斯：对。

海灵格：那是在你几岁的时候发生的？

汉斯：在我快满两周岁的时候。

海灵格：你和你的疾病相处得如何？

汉斯：现在我处在一个点上，我很清楚自己一生都无法安顿下来。对我来说，要应付身体的这个残缺是无法间断的挑战，还得加上一大堆家族琐事。

海灵格：你所谓的家族琐事指的是什么？

汉斯：是我刚刚搬出去的第二任妻子，我已经独居两个礼拜了，而我们的分居是有着几分各玩各的意思。每当我回首往事，都会看见表象之下隐藏了许多汹涌暗潮。

海灵格：你之前结过婚？

汉斯：对。

海灵格：维持多久？

汉斯：第一段婚姻维持了17年。

海灵格：你有孩子吗？

汉斯：有。

海灵格：有几个？

汉斯：七个。四个是和第一任妻子生的，三个是在第二段婚姻里生的。

海灵格：你尊重你的妻子们吗？

汉斯：我尊重我第一任妻子多于第二任妻子。

海灵格：你第一段婚姻为何破裂？

汉斯：这很难说分明。患小儿麻痹症之后，我的状况已稳定了30年，后来曾有一次失控，直到事发五六年之后，我才后知后觉地认清这件事。在第一个家庭发展的过程中，有些需求浮现了出来，那让我想要逃避。

海灵格：你第一任妻子为何愿意嫁给一个残障的人？

汉斯：这很难说清楚。她一直想要成为一名护士，那大概是她天生就喜欢帮助别人吧。

海灵格：你敬重她吗？

汉斯：是的。

海灵格：并没有。

（过了一会儿，对着坐在附近的一个参与者）：从他谈论她的语气看来，你认为他敬重她吗？

参与者：不。

海灵格：她天生就喜欢帮助别人！

（过了一会儿）：对此，我保有一个基本观念，那就是：如果某个人有着特别坎坷的命运，像是小儿麻痹症，那么这个人就不该以此拖累他人。如果有人表示愿意分担这个重担，这可是一件非常难能可贵的事，唯有当你能心怀谦卑与感激，你才有资格接受这份特殊的礼物。

（又停顿了一会儿）：一个受比施多的人是一定要离开的。毕竟这是一个无法达成的要求，这会让人承受不起。

汉斯：你可以再说一次吗？

海灵格：当一段感情中有着不平等的关系：其中一方的付出必须多过于他或她所得到的时候——就以和残障者结婚为例，情况一定如此，残障的一方总是会得到多过他或她所能够付出的——这时候，得到较多的一方就会被迫离开，因为那让人无力承受。换句话说，除非这个伴侣非常谦卑，那他才有可能留下来接受对方的付出，因为，如此一来这份殊礼就得到答谢了。你觉得我说的对吗？

汉斯：是的，你说得很有道理。

海灵格：关于你第一任妻子你还必须补偿她些什么？正是一份深深的敬意！同时你也必须让你的孩子们知道，你对第一任妻子怀有一份深深的敬意。接下来，和你第二任妻子之间也要像这一样。那我就点到这里为止，你觉得可以了吗？

汉斯：没问题。

参与者：我想多知道一些关于这种不敬的特质。

海灵格：我可以告诉你怎么摆脱它。

参与者：我刚刚已经听到了。

海灵格：一个头部轻微的小动作：从高高昂起，变成低低垂下。只要这样就好。

参与者：谢谢你。

这是我的位置
关于多重性疾病

海灵格：你的问题是什么？

美兰妮：我向来多病，从小就这样了，而情况是每况愈下。

海灵格：是哪方面的问题？

美兰妮：先是免疫系统方面有缺陷，后来又发生一大堆的意外事故，有背部脊椎骨折，还有营养失调的情况，如今则患了癌症。

海灵格：哪一种癌症？

美兰妮：乳癌。对我而言，最糟的事情是我感觉不到任何的自我价值，我无法尊重自己。我另一个主要的困扰是，从我只是个孩子时就开始，一种疼痛——生理上的疼痛，我帮不了我自己。

海灵格：你结婚了吗？

美兰妮：很多年前曾经结过婚，关系为期三年。

海灵格：有小孩吗？

美兰妮：没有，当时因为背部有状况，所以并不允许。

海灵格：那我们来安排一个由你的家人组成的排列。你家里有哪些人？

美兰妮：父亲，母亲和哥哥。

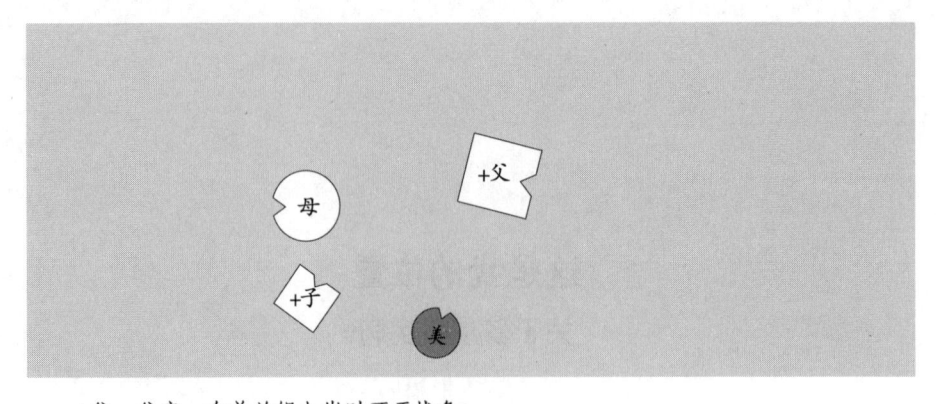

+父　父亲，在美兰妮九岁时死于战争
母　母亲
+子　第一个孩子，儿子，患有小儿麻痹症
美　第二个孩子，女儿（美兰妮）

海灵格：你父母亲有离婚吗？

美兰妮：没有，我父亲很年轻就过世了。

海灵格：你当时几岁？

美兰妮：他去打仗时，我才三岁。其实那时候，我也不常见到他。之后，在我九岁时他便战亡了。

海灵格：你母亲没有再婚吗？

美兰妮：没有，她曾企图自杀。在父亲死之前，我哥哥因为小儿麻痹症而完全瘫痪。

海灵格：真是多灾多难。这个家庭命运多舛。

（对着母亲的代表）：你怎么了？

母亲：我没有办法站起来。

（海灵格将她移到她丈夫的旁边。）

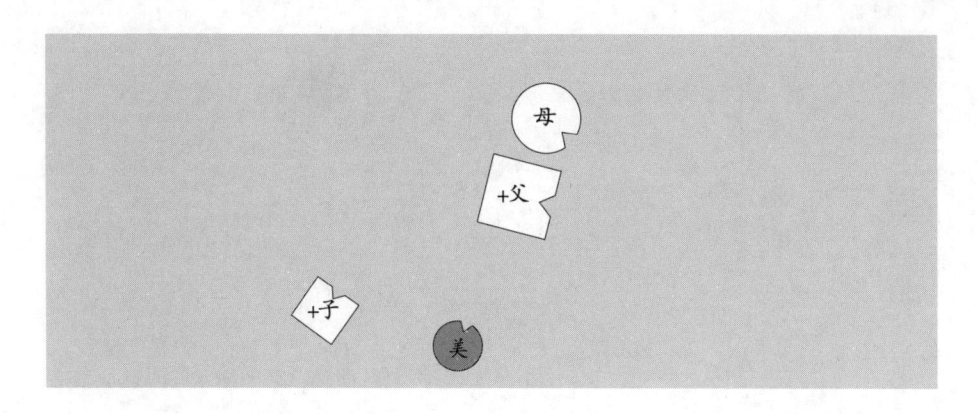

海灵格：现在这样呢？

母亲：现在这样还可以。

海灵格（对着父亲）：那你呢？

父亲：我感到坚强又悲伤。我可以扶着她。

母亲（叹息着）：否则我会倒下。

海灵格（对着父亲）：用你的手臂揽着她。

（对着儿子）：站到她的旁边，紧靠着她。

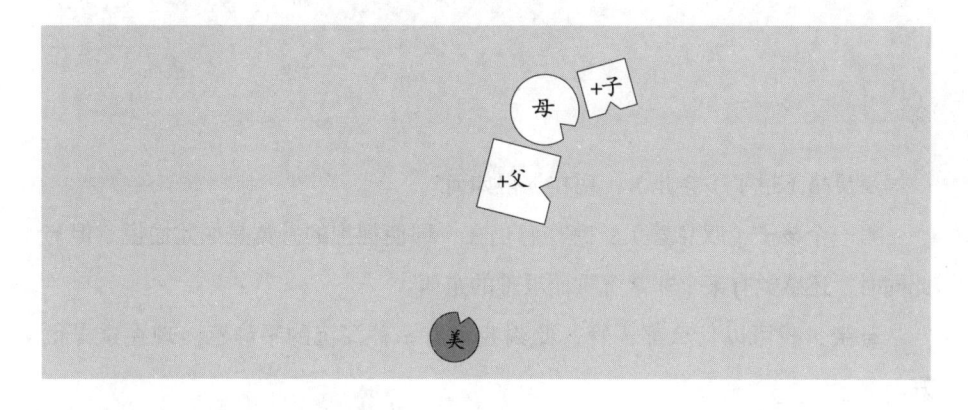

海灵格（对着美兰妮的代表）：你还好吗？

第二个孩子：我的背好痛，我好想哭，但我哭不出来。所有的一切都被封闭起来了。

海灵格：走过去，站到你哥哥的身旁，用你的手臂揽着他。

（她伸手揽着他，他也伸手揽了她。她的父亲则看着她。）

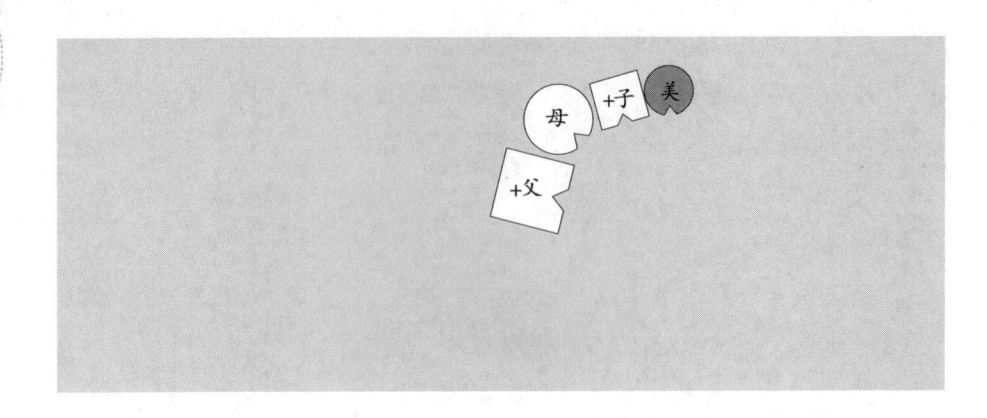

海灵格：大家拥抱在一起。

（他们全拥抱一块儿，同时将头靠在一起。）

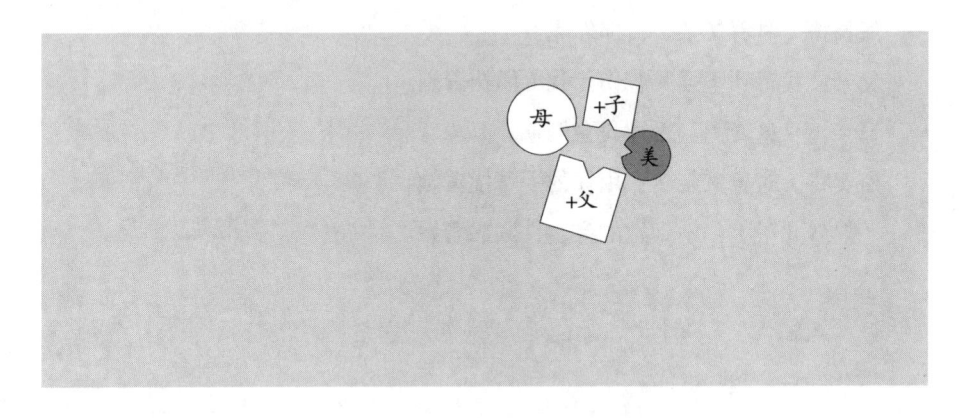

海灵格（过了一会儿）：现在觉得如何？

第一个孩子（叹息着）：悲伤感仍在，即使拥抱的感觉是如此愉悦。但与此同时，还感觉有某个非常沉重而艰难的东西。

母亲：我可以什么都不管，此刻我只有一种深沉的平静感。现在这样很好。

第一个孩子：我也觉得我们能全部聚在一起很好。

第二个孩子：我变得很平静，有一瞬间我觉得很安静，在我们之间有一种联系。我可以感觉到我自己的心脏，同时也能感觉到他们的。我有一种很舒服而温暖的感觉。

海灵格：好，那就这样。

海灵格（对着美兰妮）：这是一个使人坚强的连结。

美兰妮：我之前忘了提，就是我同时也有着强烈的罪恶感。每当我的健康又出了状况，我会非常自责。我不知道为何这些疾病会找上门，那让我的自我价值感又降得更低了。

海灵格：留住那个从家庭系统排列中呈现出来的意象。在你的心中说："这是我的地方，我属于这里，而且我会与你们同在。"就对你的心这么说。在这个家庭里充满着许多的爱，而且没有任何指责，一点儿也没有。有的只是沉重的痛苦，只是这样而已。如果能够打造一个空间，那平静就得以流入。这样可以了吗？

（美兰妮哭了起来。）

海灵格：闭上你的眼睛……深深地呼吸……对，就像这样……保持这样……深深地呼吸，就像这样……张开嘴呼吸……对，就是这样……靠在我身上，就是这样。

（美兰妮将头靠在海灵格的肩膀上。他伸手搂着她。她哭了很长一段时间。）

美兰妮（身体坐正）：我似乎可以感觉到再也不需要奋斗了，我这一生都在奋斗。

海灵格：现在，平静不再是遥不可及，知道吗？

美兰妮：非常感谢你，谢谢。

海灵格（对着团体）：在我们的灵魂之中，有一股引力会将我们吸向往生者，以及死亡，然而这是一种温和且深远的移动。人生的移动就是朝向我们生命涌出之地前进的一个回归动作。从那儿，从那个生命形成的地方，一股拉力会将这个生命召唤回去。你们可以很清楚地在此看到这深远而柔和的移动。这相较于我们平常所说的幸福不知要伟大多少倍。顺从这个移动，它将会带领一个人进入一种与万事融和的状态，不管什么事。

（对着美兰妮）：有时候在跳脱出那个移动时，你会感觉到有一阵清新的风将你卷起。这情况表示他可能在时机还未成熟前便开始随之律动，如此一来，便过早了，这不是一件好事，因为这件事必须做到准确无误。

美兰妮：否则他们会早夭。

海灵格：我看得出来，你已经感受到这阵清新的微风了。就这样。

母亲的伟大
痉挛性麻痹患者的母亲

海灵格（对着戈尔楚德）：我们以前是不是咨询过？

戈尔楚德：是的，一年半前。

海灵格：那对你没有帮助吗？

戈尔楚德：喔，不，那对我帮助很大。

海灵格：你为什么又来了呢？

戈尔楚德：因为随着生命的进行，我又有新的问题了。

海灵格：什么问题呢？

戈尔楚德：我从13岁起就得了糖尿病。我有一个10岁的女儿，是个重度残障，她是痉挛性麻痹患者。我曾经终止怀孕好几次，因为我的家族，母系的家族，有一种基因遗传性的疾病。我母亲，我外婆，还有我三个阿姨都已经过世，另外我的兄弟姊妹之中也有两个已经去世。我大姐在母亲过世前不久，因为车祸身亡。现在我不知道该何去何从，我觉得我正面对着一堵巨大的墙，一条封锁的线，而我对所有的事都怀有罪恶感。

海灵格：你有遗传到这基因的疾病吗？

戈尔楚德：没有。

海灵格：那是种什么样的疾病？

戈尔楚德：亨廷顿舞蹈症。

海灵格：我们上回做了些什么？

戈尔楚德：当时你涵括了所有家族中死去的亲戚，以及我已经患病的哥哥。然而当时我姐姐并没有被包含在内——那个死于车祸的姐姐。我和我女儿一起向他们所有人低头，并告诉他们我会多撑一会儿。

海灵格：你孩子的父亲呢？

戈尔楚德：我们已经分居两年。我们没有结婚，他弟弟几年前自杀了，而他的父母也离婚了。

海灵格：我们来安排一个三人的家庭系统排列：你，你的孩子，还有孩子的父亲。

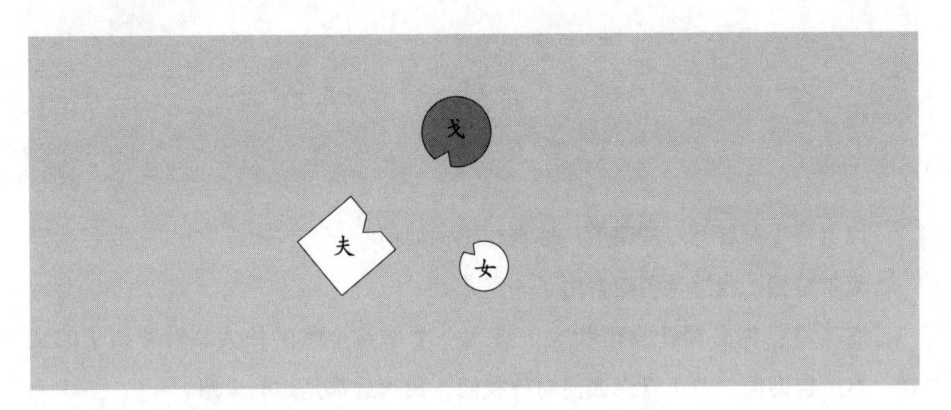

夫　丈夫
戈　戈尔楚德
女　独子，是个女儿，残障者——痉挛性麻痹患者

（当戈尔楚德安排好代表们的位置后，她再次入座，并哭了起来。）

海灵格（过了一会儿）：我马上会将你安排到你的位置。

（当她就定位后）：现在将你的内心整顿好，让自己处于最佳的状态。闭上眼睛，想象所有的往生者都在冥冥之中祝福着你，做你的后盾。现在持着这股力量看着你的女儿，然后对她说："亲爱的孩子。"

戈尔楚德：亲爱的孩子。

海灵格："我将你拥入怀中。"

戈尔楚德：我将你拥入怀中。

海灵格："我永远都会是你的母亲。"

戈尔楚德：我永远都会是你的母亲。

海灵格：将她拥入你的怀中。

（戈尔楚德走向她的女儿，然后她们深情拥抱。戈尔楚德温柔地摇晃着她。)

　　海灵格(过了一会儿)：站在她的身边并用手臂搂着她。

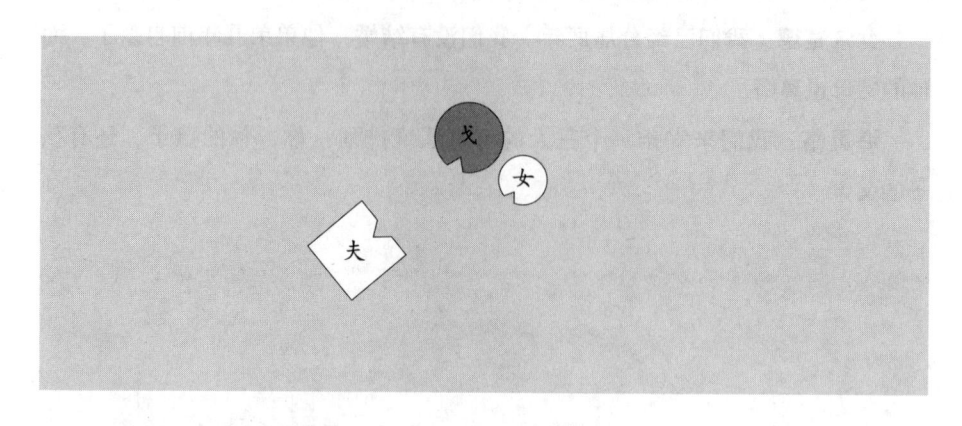

　　海灵格(对着戈尔楚德)：你现在感觉如何？

　　戈尔楚德：我感觉稍微自由了一点儿。

　　海灵格：你必须让自己壮大，进入一个母亲全然的伟大。看着孩子的父亲，然后告诉他："不管你如何对待我们，我永远都是她的母亲。"

　　戈尔楚德：不管你如何对待我们，我永远都是她的母亲。

　　海灵格：怎么样？

　　戈尔楚德：我觉得变大了一点儿。

　　海灵格：好，这才是合宜的尺寸。

　　(对着女儿)：你觉得如何？

　　女儿：站在她的身旁我觉得很舒服，当你说到"想着那些做你后盾的往生者"时，整个感觉变得很不一样，她是变大了些。

　　海灵格(对着丈夫)：那你呢？

　　丈夫：我觉得我需要这个女人，但这女儿对我而言是可有可无。

　　海灵格：站到你女儿的身边，并且伸手搂着她。

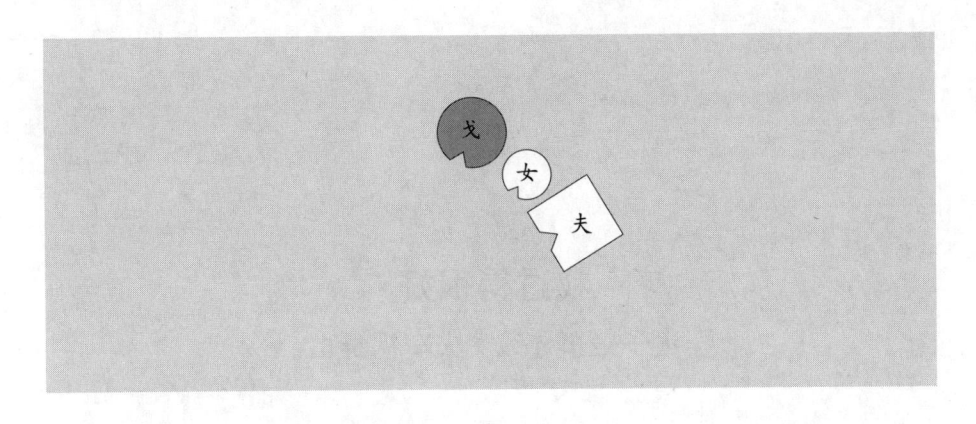

海灵格（对着丈夫）：感觉怎么样？

丈夫（迟疑着）：很奇怪。

海灵格（对着女儿）：那你呢？

女儿：我觉得很好。我之前就已经感受到他的力量，而且渴望着它。

海灵格（对着戈尔楚德）：那么你呢？

戈尔楚德：我的第一个感觉是，她看来是如此坚定。我想，有他在这里是很好的。

海灵格：看着他，然后说："求求你。"

戈尔楚德：求求你。

海灵格（对着男人）：说："好的。"

丈夫：好的。

海灵格：觉得如何？

丈夫：很好。

海灵格（看着戈尔楚德）：有时候，奇迹会在心灵中发生。我们就此结束了，可以吗？

戈尔楚德（点头）：可以。

海灵格：好，那就这样。

我过得很好

妻子肇事导致丈夫车祸身亡

参与者：去年，有对夫妇想要参加我开授的一个课程。而我和我妻子直到最近才知道，原来他们是她的亲戚。就在课程开始之前，我接到他们发生车祸的消息。当时是妻子驾车，肇事责任在她，至于她的丈夫则因此身亡，而她不只伤重且濒临死亡，幸而她存活了下来，且很有可能康复。我即将去探望她，但我却感到很紧张，我不知道该对她说些什么。

海灵格：那个女人会想随她的丈夫共赴黄泉。安排一个由那个女人和她亡夫所组成的家庭系统排列。

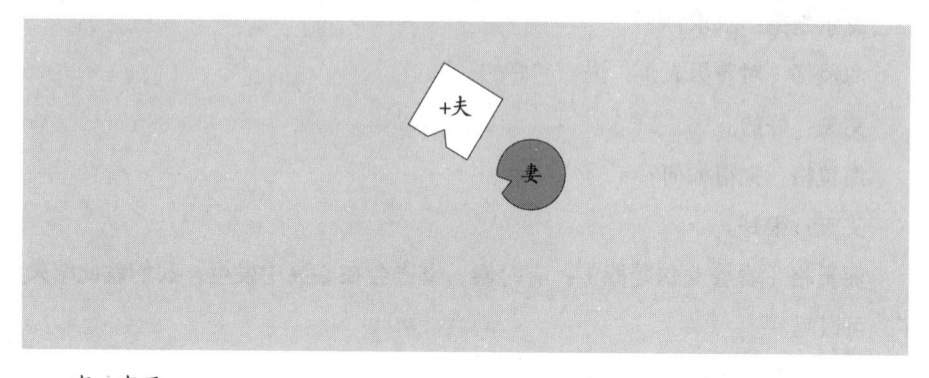

妻　妻子
+夫　丈夫，因其妻肇事而车祸身亡

（男人看着他的妻子，而她则直视前方。接着换成他直视前方，而她则看着他。过了一会儿，他们的眼神短暂地交会。女人立刻将目光移开再度看向前方，但丈夫却盯着她看了很久。当她将目光转向他时，他却转头过去，再望着前方。过了一会儿，男人朝他妻子那边看去，随后将目光转向地板。他们再次短暂直视着对方，但随即她又避开。女人深深地呼吸，并用左手做了一个无助的手势，然后开始哭泣。男人将眼光移开，随后看着地板，接着又望向他的妻子。这一次，在女人将目光移开之前，他们互看了一段较长的时间。接着男人看看地板，再又看看他的妻子。）

海灵格：丈夫觉得如何？

丈夫：我很好。我觉得怡然自得，而且我可以看得很清楚，我觉得很舒适。

海灵格：告诉她："我过得很好。"

丈夫：我过得很好。

（女人匆匆地看了丈夫一眼，然后长长叹了一口气，便又将目光转开。）

海灵格（对着女人）：看着他。

（对着男人）：再一次告诉她："我过得很好。"

（当女人再次要避开目光交会）：你必须注视着他。

丈夫：我过得很好。

（女人注视着他，显得非常地感动。她哭了起来，接着又将她的眼神移开。）

海灵格（对着女人）：这是怎么回事？

妻子：我的牙齿不停打颤，我的双手感到极其沉重。

海灵格：看着他。

（对着男人）：再说一次。

丈夫：我过得很好。

海灵格（对着女人）：张开嘴巴，深深地呼吸，然后看着他，一直看着他。

（她看着她的丈夫，海灵格将她稍微移动，让她与丈夫之间的距离拉开一点。）

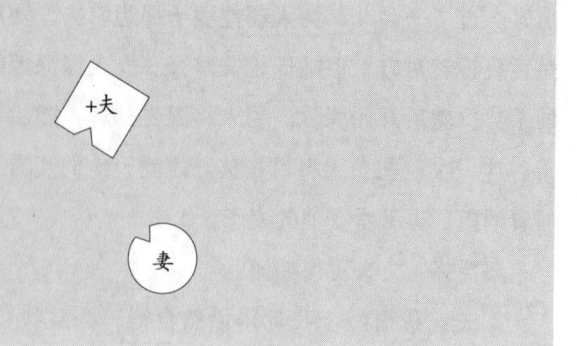

海灵格（对着丈夫）：这样的感觉如何？

丈夫（犹豫着）：我有一种排斥感。

海灵格：告诉她："我过得很好。"

丈夫：我过得很好。

海灵格："而且我很悠闲。"

丈夫：而且我很悠闲。（他对着她笑。）

海灵格（对妻子）：这样呢？

妻子：好一点了。

海灵格：告诉他："我也将到你那里去。"

妻子：我也将到你那里去。

海灵格："过一阵子之后。"

妻子：过一阵子之后。

海灵格（对着丈夫）：你觉得怎么样？

丈夫：很好。

海灵格（对着妻子）：那你呢？

妻子：不错。

海灵格（对着提出这个议题的参与者）：这样可以吗？

参与者：可以。

海灵格（对代表们）：很好，就这样了。

海灵格（对着团体）：这个程序永远都一样。就是生还者必须允许他们自己被往生者注视，就这样而已。只要他们能够让亡者注视，那么他们就不可能追随亡者共赴黄泉。站在亡者面前是比合上双眼了结生命还要困难。那注视是有其重要性的。如果往生者能说"我过得很好"，那不是很好吗？

　　而情况确实也是如此。我最近在汉堡市有一个课程，其中有个参加家庭系统排列的女人，她的祖父曾经屠杀犹太妇女与孩童。当时他是隶属于党卫军的。我们在家庭系统排列中安排了十个死去的犹太孩童。其中一个对他说了那句话，还说，这死亡无关私人恩怨，事实上也与凶手无甚关系。事情就是这样，在这个案例中你也必须这么想。在我们之上还有更强大的力量在支配着生与死，这是要非常谦卑的，而力量就蕴藏在这谦卑之中。

瓦砾堆

埃玛：想请你帮忙整理我们的关系，我是他的第三任妻子，他是我的第二任丈夫。我感觉所有的事情都失了序，我感到我们一团混乱。

海灵格：对此，身为丈夫的有何看法？

贾弗：我也很想知道她是哪根筋不对，而我也非常乐见你将她的问题解决。

（团体中传来笑声。）

海灵格：我可以用一句话来帮助她。

（对着埃玛）：放手吧！

（海灵格思索了一会儿）：想象一下这个画面：两座瓦砾堆，一座是他的，一座是你的。比较一下这两堆的大小，你认为谁的大，谁的小？

女人：我想我那堆比较小。

海灵格：小多少？

埃玛：大概是他那堆的三分之一。

海灵格：很接近的估计，但你表现出来的好像……

埃玛：……好像它们是一样大的？

海灵格：不，好像你是唯一一个有瓦砾堆的人。

埃玛：我想你把我弄糊涂了，我不懂你的意思。

海灵格：你把他的事都揽在自己身上了，而解决的方法是，你放手，让他处理自己的事。

埃玛：你说的没错，我也是这么想。

海灵格：我的话就到此为止。

埃玛：谢谢，这就够了。

份量
关于乳癌、慢性疲劳、流产

海灵格：你的问题是什么？

芭蓓：十二年前，我患乳癌并接受了化疗。几年之后，我得了卵巢瘤，还有子宫瘤。从那时候开始，我就一直为慢性疲劳所苦，且现在情况愈来愈糟。

海灵格：你结婚了吗？

芭蓓：目前我有交往的对象。我曾经结过一次婚但离婚了，不久之后，我前夫则去世了。来到第二段关系，我的男朋友说他不想结婚，还说，如果我怀孕的话，他将回到他的家乡去。结果我怀孕了，但我却没有察觉到，连我的医生也没发现。当时，因为剧烈的疼痛，我接受了数个月的治疗，最终别无选择，只好堕胎，其实我也无法想象，若独自一人如何能抚养一个有残疾的孩子。

海灵格：我们来安排一个家庭系统排列，包含你、这个男人和这个孩子。

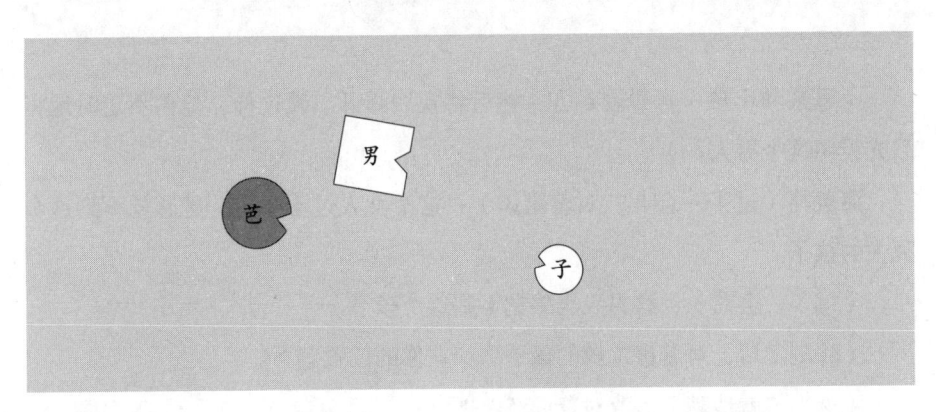

男　男人
芭　芭蓓
子　被拿掉的孩子

海灵格（对着芭蓓）：你觉得如何？

芭蓓：我情绪有些激动。

海灵格：那个小孩还好吗？

被拿掉的孩子（叹息）：我的手在流汗，我的心在跳，我的腿就快支持不住了，我根本无法站起来。

海灵格：坐下。

（对着男人）：那你呢？

男人：我一开始就想离开，因为这一切跟我毫无关系，但我背后却感到一阵凉意，当小孩进来时，我以为她会对我有兴趣。

海灵格（对着芭蓓的代表）：你怎么了？

芭蓓的代表：我心跳得很快，现在我的双腿变得很沉重，还全身发抖。

海灵格：坐到她的旁边去。

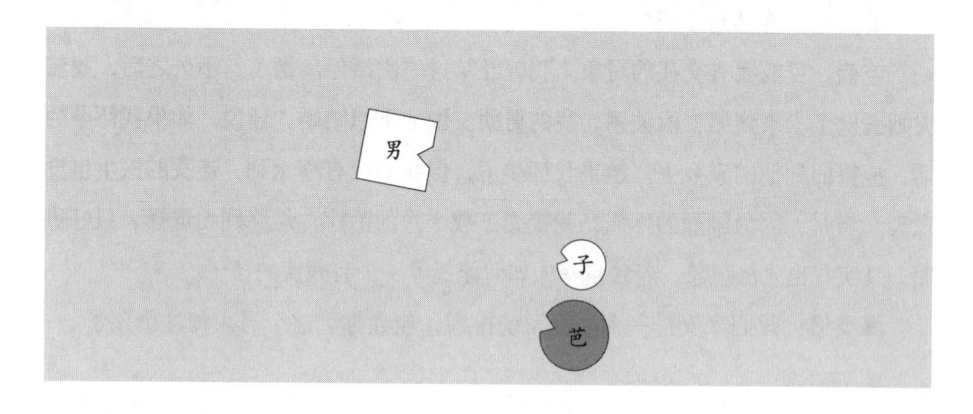

（母亲和小孩一直看着对方，然后将视线移开。就这样，他们不定时地将目光投向这个男人。）

海灵格（过了一会儿，对着团体）：这个女人过于坚定，她感觉不到这个死去的孩子。

（过了一会儿）：这男人也感觉不到这个孩子。

（片刻之后，对着被拿掉的孩子）：在你的位置躺下。

（这小孩就地躺下，背对着母亲。）

海灵格（过了一会儿，对着芭蓓的代表）：你怎么了？

女人：很抱歉，我没办法对这孩子做出任何反应。其实我喜欢她，但是，我没有任何感觉。

海灵格：没错。

女人：我觉得很难过。

海灵格：这不是因为悲伤所产生的阻力，而且这跟母亲没有关系。你要记得她之前说过的，她如何合理化这一切，以及那男人所说的。在这里，我们没有非要完成什么，那不是重点。很多时候，疾病或死亡是唯一出路。然而，如果没有爱，这里将不会有任何结果。我先就此打住。

海灵格（对着孩子的代表）：你觉得怎么样？

被拿掉的孩子（叹息）：不幸、孤独还有失落感。

海灵格（对着所有代表）：让你们自己脱离这些顽固的角色。

（过了一会儿，对着芭蓓）：你想对这一切说些什么吗？

（哭着说）：我不知道该怎么办，总觉得事情没有了结。两个月前，我和这个孩子有了联系，也跟她道歉了，因为我实在想不出其他的办法了。

海灵格：你不能跟一个孩子道歉，或要求他原谅你。这是没有用的，那不过是在自怨自艾，而不是你对那孩子的真正感觉。

（芭蓓激动地哭泣。）

海灵格（对着团体）：这样的情况下我只有一个最适当的解决方式，要考虑整体状况，我会让她躺在这孩子的身边，就只是单纯的躺着，没有任何期待，然后准备接受任何的结果。这对灵魂会有治疗的效果，如果你仔细体会其中的力量，将会发现里头藏着巨大且无法想象的痛苦。

（对着芭蓓）：有时候，孩子就跟她一样，是父母眼中的小天使。

（芭蓓点头。）

海灵格：我们可以结束了吗？

芭蓓：可以。

天使

参与者：你可以说一些无法解释的，以及来到最后关头的状况是什么吗？

海灵格：一般人来说，无法解释的状况其实有许多不同的含义，我不知道这些代表了什么，但我认为无法解释的部分非常重要，要去了解其中的力量。

病痛有时候是上天派来的天使，你可以把病痛当作是上天捎来的信息。如果你忽视它，你就无法发现问题。对抗病痛和对抗不可违的天命，是完全不同的两回事。个人的计划与期待对病痛是起不了作用的，如果你不尊敬天使，他会离开。显而易见，在这里，你能发现内在的转变是必须的，而有些转变是有可能实现的。

在这样的情形下，治疗师就像一位武士，他必须突破外在限制而不会恐惧，不怕责难，并能重视且看见每件事里面的真实力量，不会忽视了它的价值。然后，事情就会有转机。如果你直接正视问题，那解决问题的机会，将远比你所忽视或用不切实际的想法与言语的掩饰来得大。

请抱紧我

关于复发性唇面面瘫综合征

海灵格（对着史黛拉）：你有什么问题？

史黛拉：我有复发性唇面面瘫综合征（Melkersson–Rosenthal syndrome）。

海灵格（对着卡斯柏·勒菲尔教授）：您可以解释那是什么疾病吗？

教授：一种脸部会肿胀的疾病，有时候连舌头都会肿起来，使得病人无法说话。那甚至还会伤害脑部神经。

海灵格：所以，这是一种严重的疾病吗？

教授：是的。

海灵格（对着史黛拉）：你目前情况如何？

史黛拉：时好时坏，不太容易控制。

海灵格：我们安排两个人，你和你的疾病。这两个代表将表达出你的感觉。

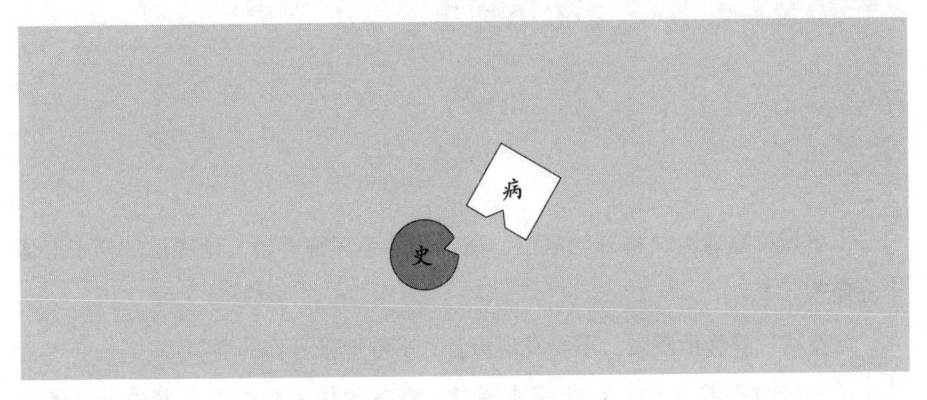

史　史黛拉
疾　疾病

海灵格（对着代表）：你们两个要保持平静，注意内在的每一个流动的感觉，顺着这些感觉去移动，保持安静。

（史黛拉持续注视着疾病的代表，疾病的代表则站在原处四处挥舞着他的手。接着他将右手伸向她，她则往旁边移动，并慢慢地从右边绕到他的后面。）

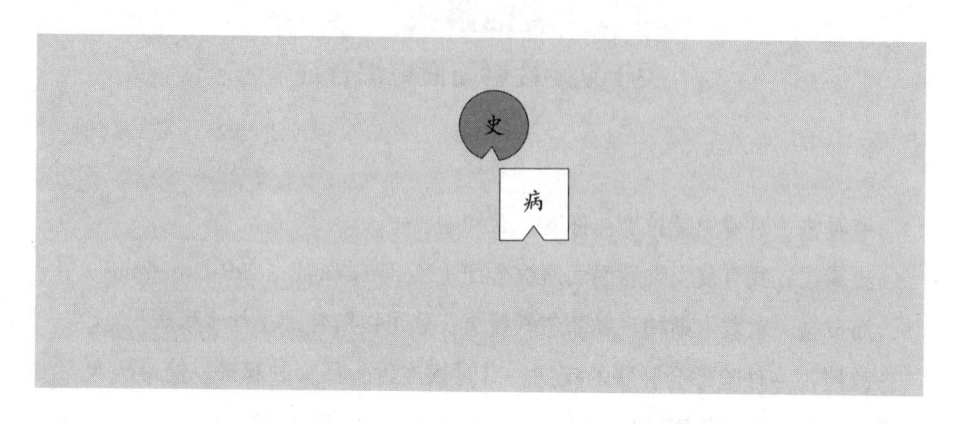

（过一会儿，他打量着她，然后跳到旁边再一次打量她。接着，女人靠在他的背上。她跪下来，双手环抱他的腿。）

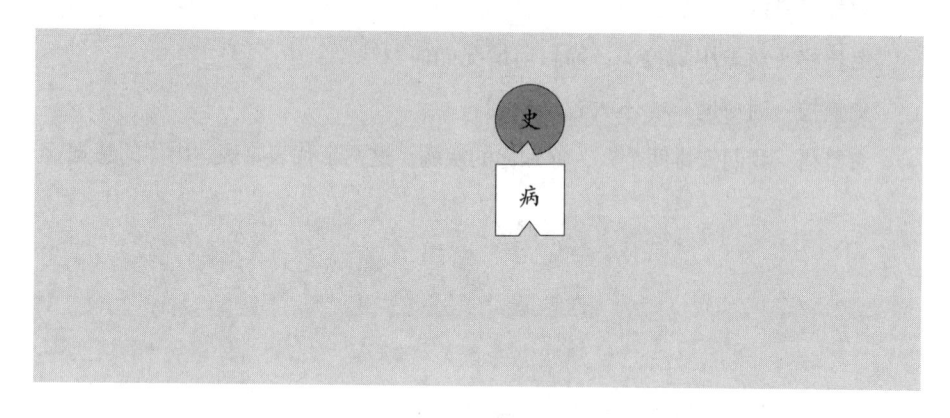

（史黛拉靠着海灵格开始啜泣，海灵格伸手环抱着她。她啜泣的样子好像十分痛苦。）

海灵格：静静地呼吸，不要发出声音，平静地张开你的嘴。

（史黛拉安静下来，并深深地呼吸。疾病的代表则向下看着史黛拉的代表。他把身体弯下来靠近她，并向她伸出右手。她慢慢抬起她的头，他则轻柔地抚摸着她。)

　　海灵格(对着史黛拉)："我也会跟随你。"

　　史黛拉：我也会跟随你(她深呼吸同时叹了气)。

　　海灵格(停顿一下)：你觉得怎么样？

　　史黛拉：好一些了。

　　(史黛拉的代表把身体伸直，但仍跪着，同时将手抱着疾病代表的膝盖。疾病则持续打量着她。)

　　海灵格(对着疾病的代表)：环抱着她，拉她起来。

　　(疾病的代表伸手环抱史黛拉的代表，同时拉她起来。她将头靠在他的胸前，然后哭了起来。他轻柔地把手放在她的头上。)

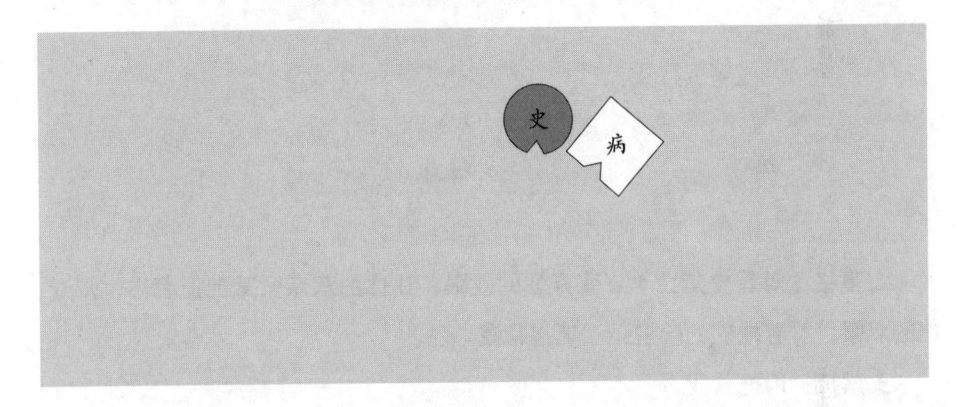

请抱紧我

　　(史黛拉靠着海灵格，大声啜泣。)

　　海灵格：张开口，深呼吸，不要发出声音，深呼吸。

　　(等了一会儿)：你小的时候有没有谁过世，有没有失去什么亲人？

　　史黛拉：我小的时候？

　　海灵格：谁过世了？

　　史黛拉：我的母亲和父亲在我很小的时候就过世了。

　　(史黛拉的代表松开拥抱，但两个代表依旧在一起。)

　　海灵格(对着史黛拉的代表)：你现在觉得怎么样？

　　史黛拉代表：轻盈许多，但是我的肌肉却软得像是棉絮一样。

　　海灵格(对着疾病的代表)：你呢？

145

疾病代表：我觉得好多了，刚开始的时候，我觉得非常虚弱，还感觉忽热忽冷。

海灵格：告诉她："我会紧紧抱住你。"

疾病代表：我会紧紧抱住你。

海灵格：把动作做出来，紧紧抱住她。

（两个代表再次温暖相拥，史黛拉深呼吸着，同时低头啜泣。海灵格再一次伸手环抱着她。）

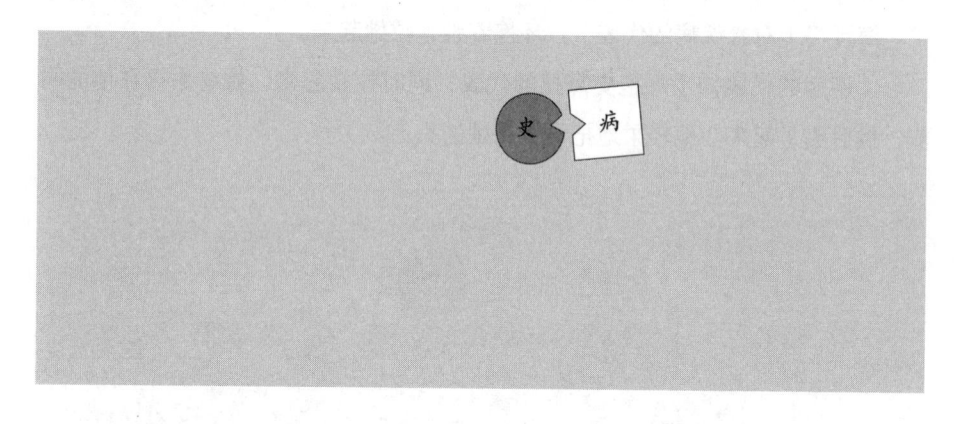

海灵格（对着史黛拉）：张开你的双眼，让你的双亲紧紧拥抱着你，张开你的双眼，看着他们的脸说："请抱紧我。"

史黛拉：请抱紧我。

（史黛拉闭上眼睛，同时平静地站直。）

海灵格（等了一会儿）：你现在觉得如何？

史黛拉：我觉得好多了。

海灵格：让我们跟灵魂安静地交流。不要跟任何人交谈，不要被任何人说服，就将它保留在你的灵魂中，你的灵魂会帮助你的，好吗？

史黛拉：好，谢谢你。

海灵格：这是我的荣幸。

（对着代表们）：你们很敏感而且表现得很棒。非常感谢你们。

朋友

海灵格（过了一会儿，对着史黛拉）：我们都有位非常要好的朋友，每个人都有这位特别的朋友。你一定也有，只是你从未想过它的存在。

史黛拉：没有，我不认识它。

海灵格：人们都称它为"吾友何林"，你或许不知道，在瑞士"吾友何林"所代表的意思？

史黛拉：我不认识它。

海灵格：那是死亡的意思。

（史黛拉点头。）

海灵格：它是很伟大的。

史黛拉：是的。

海灵格：而且他非常平静。

史黛拉：是的。

海灵格：非常稳重。

史黛拉：是的。

海灵格：你可以依赖他。

史黛拉：是的。

海灵格：他就在你的身边。

史黛拉：是的。

（海灵格和史黛拉平静而友善地看着彼此。）

海灵格：我要告诉你一个有关他的故事。

客人

在某个遥远的地方，就像是蛮荒的大西部一样，有个男人背着行囊走在放眼望去空无一人的旷野之中。

在烈日下，他感到非常地口渴。这时，在地平线那端，他看见一间农舍，心想："感谢老天，在这不毛之地，终于有其他人出现了。我要去讨点水来喝，也许我们将会坐在前廊，一起聊聊，然后再继续我的旅程。"他在心里想象着可能的欢乐画面。

然而，当他接近农舍时，发现农夫正在园子里工作，心却犹豫了起来："也许他还有很多事要忙，如果我向他提出要求，可能会造成他的不便，或许他并不希望我打扰他。"

就这样，当他接近花圃时，他向农夫挥了挥手然后匆匆走过。然而，当农夫看见这位旅人经过时，他是喜出望外的，那时他心想："感谢老天爷啊！在这片寂寞的土地上终于出现了另外一个人，真希望他会停下来，也许我们会坐下来喝一杯，或是坐在前廊聊一聊，然后他再继续上路。"然后，他便想进屋里准备些喝的。

但当陌生人靠近时，农夫却心生犹疑："也许他正在赶路，如果我叫住他，可能会造成他的不便，觉得我是在强迫他，如果他觉得口渴，他会自己停下来的。我最好还是去前院假装忙碌，然后让他看见我，如果他想待一下，他会自己开口。"

当旅人朝他挥手走过时，他说："真可惜。"

旅人继续走着，但高挂的太阳让他觉得越来越渴。走了好久，他又看见另一间农舍，他告诉自己："这一次，不管会不会造成麻烦，我都要停下来，我实在很渴，我需要喝点东西。"

农夫远远地就看见旅人，他想："希望他不要过来，我还有好多事情要做，实在没时间照顾别人。"他继续做事，不再抬头。

旅人见他在田里走动，便对他说："我很渴，你可以给我一些喝的吗？"

农夫心想："我不能就这样丢下他，他也是人啊。"他便带着陌生人进到屋里，并提供他一些喝的。

旅人说："我看了你的田，一眼就能看出你是个专家，热爱花木而且很了解它们的需要。"农夫开心地说："我看你也是个行家。"然后，他们坐下来聊了很久。

不久，陌生人起身说："我该走了。"农夫却提出反对："你看，太阳已经下山了，今晚何不待在这里，我们可以坐在前廊聊聊天，你明天再上路吧。"旅人答应留下来。

那晚，他们坐在前廊，廊前的大地因为沙尘的移动而开始变化它的容颜。当黑夜降临，旅人开始诉说他的身世：当他警觉到自己的一举一动似乎都有人如影随形时，他的人生也彻底改变了。一开始他不相信会有人一直跟着他，也无法相信当他停止不动时，另一个人也停下来。一旦他开始动了，另一个人也跟着动了。他花了好长的时间才了解是谁一直跟着他。

他说："我忠实的伙伴，就是我的死亡。我已习惯他了，他若不在身边，我会想念他。他是我最信任的好朋友，当我茫然或是不知道该怎么办时，我会安静片刻，然后等待他的答案。我把自己完全置身在他的慈悲之中，我也知道他一直都陪在我左右。我不用思考，我只等他给我的信息。只要我保持平静与勇敢，他传达给我的信息就像闪电，忽然照亮天空，令我茅塞顿开。"

农夫觉得这些话很诡异，他凝望着夜空，一会儿之后，他也看见他的伙伴了，他的死亡，而且还向他鞠了躬，他觉得他的人生像是来到要分离的时刻，有种依依不舍的感觉，而且还充满爱。

第二天早上，他们一起吃早餐，农夫说："即便你要离开了，我的朋友还陪着我。"他们走出屋外，握手道别，旅人继续他的旅程，而农夫也回到他的田里。

海灵格（对着史黛拉）：好，我说了一个蛮长的故事，就这样，希望你一切顺利。

史黛拉：非常感谢你。

悲伤
关于躁郁症

佛瑞娜：我深受躁郁症所苦，而且还有干癣症。

海灵格：听说狂街传教士合唱团失踪了。

佛瑞娜：感谢老天，我还没有到真正疯狂的地步。我的医生说我有类疯狂（sub-mania）的症状。

海灵格：我了解，之后还会更严重。

佛瑞娜：我希望不会。

海灵格：如果医生说"尚未出现"，就表示有一天症状还是会出现。

佛瑞娜：我生活在追逐恐惧的日子里（她开始哭诉）。

海灵格：是的，的确是，这是躁郁的症状，（佛瑞娜长叹一声）当然会有影响。不过你可以做个小包裹，里头放一个小袋子，上面标明着"类疯狂"，同时也把你的祝福加入，然后一起寄给你的心理医生。

佛瑞娜：我不懂。

海灵格：要我从头再说一次吗？

佛瑞娜：我不明白。

海灵格：没问题，心理医生已经给了你双份厚礼。正确地说，那是他送你的——"类疯狂"。所以你可以将它打包，然后寄回去给他。

佛瑞娜：我了解了。他每次这么告诉我时，我就觉得开心，这大概就是"类疯狂"吧。（团体传来笑声。）

海灵格：如果有人真的觉得开心，那就是了。你曾看过某人真正地开心吗？

佛瑞娜：有，经常看到。

海灵格：那他们都疯了，一个人真正开心时是没有其他解释的。有些人甚至高兴得跳了起来，你一定会想，他们都疯了。我会说，换个心理医师吧，或者是暂时不要去看诊。

佛瑞娜：我经常感觉沮丧，而且次数越来越多。

海灵格：沮丧，这是另外一个问题。你知道沮丧的定义是什么吗？

佛瑞娜（激动地）：我想应该是愤怒、攻击（她哭泣着）。

海灵格：那是另外一个假设。不，事实上你充满了能量，这很适合你。（她笑了）有些人沮丧的原因是思念他们的父亲或是母亲，你也是这样吗？

佛瑞娜：是的，我父亲很早就过世了。

海灵格：没错，就是这个原因。你发现了吗？正是因为这样，每当你把他放到心里，你就会觉得开心，不过我说的是正常的开心（她笑着）。我要安排一个你和你父亲的排列。（佛瑞娜让代表们相互靠在一起，他们同时将手臂围绕在对方身上。）

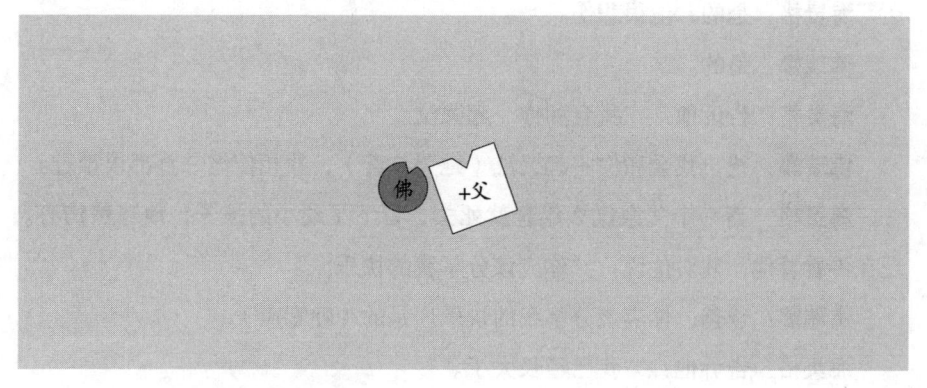

+父　父亲，年轻的时候死去
佛　女儿（佛瑞娜）

海灵格（对着代表）：顺着你的感觉行动，只要觉得是对的就做。（父亲和女儿温柔地把头靠在一起。）

海灵格（对着佛瑞娜）：你看，就是这样。这就是解决沮丧的方法，父亲是在你几岁的时候过世？

佛瑞娜：我那时一岁又两个半月。

海灵格：实在太小了，连哀悼都不知道是什么。你知道吗，小孩子有时是将悲痛转化成愤怒。但愤怒是爱，纯粹的爱，你看看。（两个代表相互温柔地抚摸着，像是有深深的忧伤。他把手放在她头上，而她则握住他的手臂。）

（佛瑞娜看着画面，同时靠着海灵格大声啜泣，海灵格则伸手环抱了她。）

海灵格（对着佛瑞娜）：你看，就是这样，有时就是这么简单的，人呢，要深深地体会才能了解。

（过了一会儿，在佛瑞娜平静下来后）：看看这个画面。一个需要父亲的孩子，这才是你沮丧的真正原因。

（父亲的代表非常温柔地摸着女儿的头和肩膀。佛瑞娜坐直并暂停哭泣。海灵格再一次环抱着她。）

海灵格：谁是真正最悲伤的人？

佛瑞娜（哭泣）：我的父亲。

海灵格：是的，他很悲伤。

佛瑞娜：是的。

海灵格：告诉他："我会和你一起哭泣。"

佛瑞娜：爸，我会和你一起哭泣（她哭泣着），我相信他一直都很难过。

海灵格：当一个父亲这么年轻就死去，留下了幼小的孩子，他当然伤心。现在再看着他，并对他说："你应该分享我的快乐。"

佛瑞娜：爸爸，你应该分享我的快乐。是的（哽咽声）。

海灵格：告诉他："我已经长大了。"

佛瑞娜：我已经长大了。

海灵格："你应该要分享我的快乐。"

佛瑞娜：你应该……（她深深地呼吸并叹息）

海灵格：睁开你的眼睛看着他，像平常说话一样："爸爸，你应该要分享我的快乐。"

佛瑞娜（依然啜泣）：爸爸，你应该要分享我的快乐。

海灵格：像平常说话一样说出来。

佛瑞娜（声音平静地）：爸爸，你应该要分享我的快乐。

海灵格："我心里一直都惦记着你。"

佛瑞娜：我一直……（她依然啜泣）

海灵格：你要看着他。

佛瑞娜（啜泣）：我心里一直都惦记着你。

海灵格：告诉他："在我心中，你也是快乐的。"

佛瑞娜（平静地）：在我心中，你也是快乐的。

海灵格（指着的父亲代表）：他高兴了，你有没有看见他那微醺的脸庞？

（对着父亲的代表）：你还好吧？

父亲代表：我在微笑。

海灵格：先这样，我们到此为止。

（对着佛瑞娜）：还好吧？

佛瑞娜：还好。

悲伤

我会躺在你身边
关于慢性疼痛综合征

海灵格（对着路德维希）：你有什么问题？

路德维希：两年来我病得很重，现在诊断是慢性疼痛综合征（Chronic pain syndrome），我一直无法入睡。我已经要放弃了，因为连工作也没了。我好累，我已精疲力竭，每次我以为已经够糟了，没想到还会变得更糟糕。

海灵格：闭上你的眼睛。

（海灵格轻压路德维希的头，同时把手放在路德维希的背部两个肩胛骨中间。）

海灵格：眼睛一直闭着，轻轻张开你的嘴。头低一点，对，就是这样。

（过了一会儿）：现在让你自己沉到最深……继续呼吸……一直到最深处。

（路德维希开始哭泣。）

海灵格：顺着下去，继续下去……现在，躺在别人的旁边……在别人旁边……在最深处……全然的寂静中。

（路德维希把头垂得更低。）

海灵格：就这样，继续走。

（眼泪从路德维希的脸上滑落，过一会儿，他深深地叹息。）

海灵格：在你心里这样说："这就是我待的地方。"

（路德维希变得安静了。）

海灵格：对，就是这样："这就是我待的地方。"

（等了一会儿）：到那个寂静的地方，然后停在那里。

（过了一会儿，海灵格把手从路德维希身上移开。暂停片刻后，路德维希深深地叹了一口气，然而已能更轻松地呼吸了。几分钟之后，他把身体回正，并呼出一口气，然后看着海灵格。）

海灵格：先进行到这里，可以吗？

（路德维希点头。）

工作坊第二天

海灵格（对着路德维希）：你的疼痛觉得如何？

路德维希：好多了，虽然还痛，但是好多了。

海灵格：不错，你结婚了吗？

路德维希：是的。

海灵格：有没有小孩？

路德维希：两个，不，三个。一个是我前一段婚姻的孩子。

海灵格：你的孩子几岁了？

路德维希：跟前妻生的女儿16岁。另外两个男孩分别是六岁和八岁。

海灵格：你的第一段婚姻为何破裂？

路德维希：我不知道，前妻说有些事让她觉得太过分了。

海灵格：我要安排一个你现在的状况，这是，你的前妻和女儿。你现任妻子和两个儿子。

```
                              2子
                   ┌─────┐
                   │  路  │
                   └─────┘
         妻1
                              妻2
              1女     3子
```

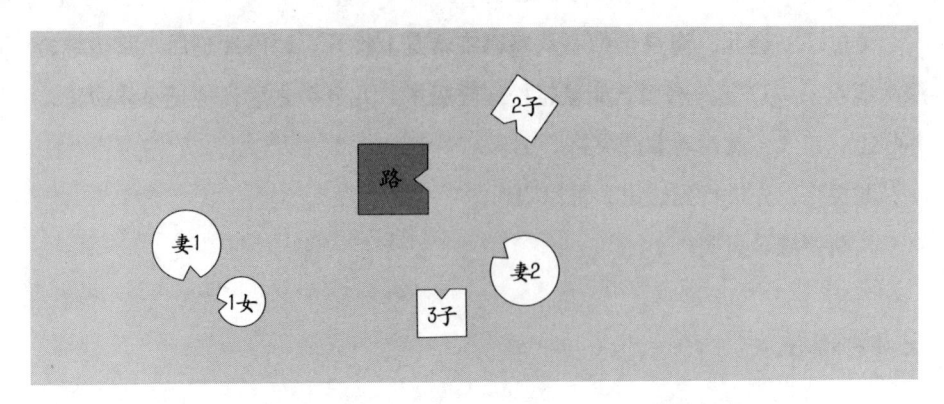

路　丈夫（路德维希）　　　　　妻2　第二任妻子
妻1　第一任妻子　　　　　　　 2子　第二个孩子，儿子
1女　第一个孩子，女儿　　　　 3子　第三个孩子，儿子

海灵格（指着路德维希的代表）：他想要离开。

路德维希：我不懂这是什么意思。

海灵格：他想要寻死。

路德维希：没错，不过这样死不了。

海灵格：希望不会，他溺水了，水池在哪边？

路德维希：在我老家前面。

海灵格：你老家有发生过什么事吗？

路德维希：那就像是昨天发生的事一样，我的祖父在我16个月大的时候死了。

海灵格：什么原因？

路德维希：胃癌。

海灵格：不，不是这样，还有发生其他的事吗？

路德维希：现在想起来另外还有人过世，我一直以为不重要。是我的曾祖母，我祖母的母亲，对我而言非常重要。她在分娩的时候去世了。

海灵格：加上一个曾祖母的角色。

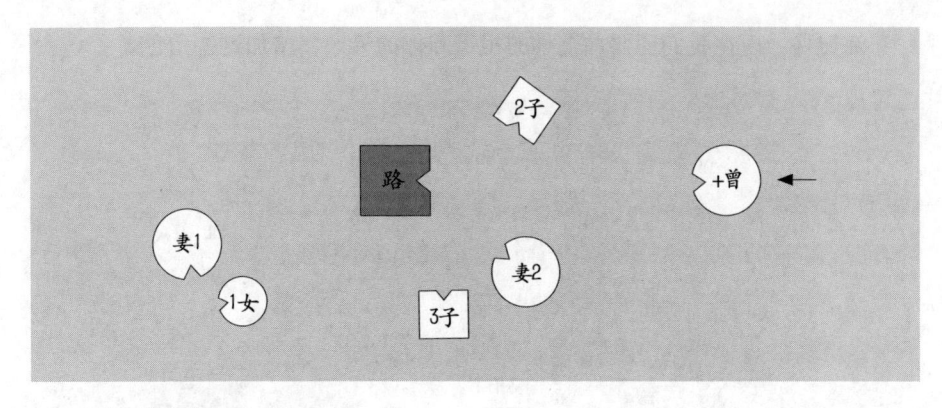

+曾　曾外祖母，非常早逝

海灵格（对着路德维希的代表）：发生了什么事？

丈夫：一开始，我觉得第二任妻子对我有些责怪。现在我的曾祖母出现在这里，我却觉得有罪恶感。我想要逃走，我无法承受。

海灵格：站到她的旁边。

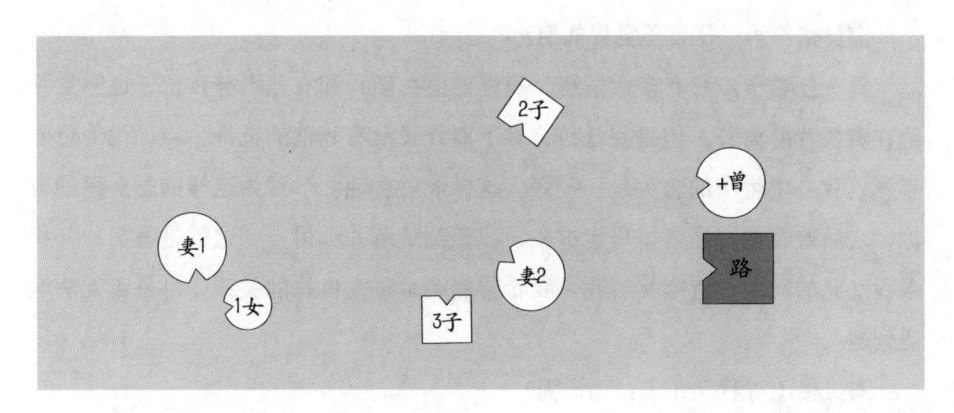

海灵格：曾祖母用手环抱他，抱紧他。

（曾祖母的代表将手放在路德维希的代表身上。他大声哭泣。过了一会儿，他松开拥抱，然后看着曾祖母。这时两位代表身上散发出一种光芒。）

海灵格：这么快就发生了。曾祖母觉得如何？

曾祖母：我觉得崩溃了。

海灵格（对着路德维希）：婴儿也死了吗？

路德维希：没有，那婴儿就是我的祖母。

海灵格：现在我们还要加上你的祖母和你的母亲，增加这些角色。

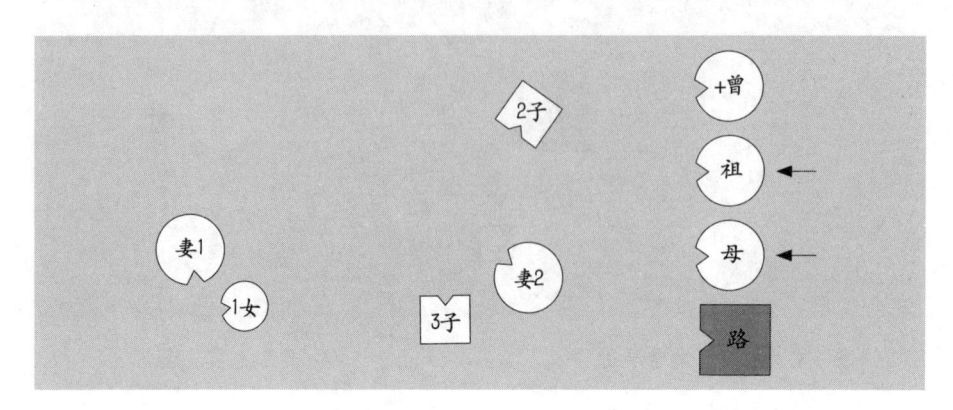

祖　祖母
母　母亲

海灵格（对着路德维希的代表）：你现在觉得如何？

丈夫：平静多了。我现在知道我是她的曾孙，我不再有罪恶感了。

海灵格：第一任妻子觉得如何？

第一任妻子：我有多重情绪，我觉得他在怪我和女儿不够亲密，也感觉到他在责备我的离开。但是我觉得，除了离开我没有其他的选择，当你说他想要寻死，我心中生出的念头是："好，这样最适合他。"我为这样的念头感到震惊，之后看着他，当曾祖母走进来，我感到疏解并觉得："这就是答案！"我跟我女儿的问题一直困扰着我。我希望能和她建立良好的关系，可是我无法触碰到她。

海灵格（对着女儿）：那你呢？

第一个孩子：我确实感受到母亲的压力。她总有许多要求，我觉得我才是母亲，我跟其他人一点关系也没有，也跟我没有关系。

海灵格（对着代表们）：好，跟我来。

（海灵格以自然的顺序排列这些代表。）

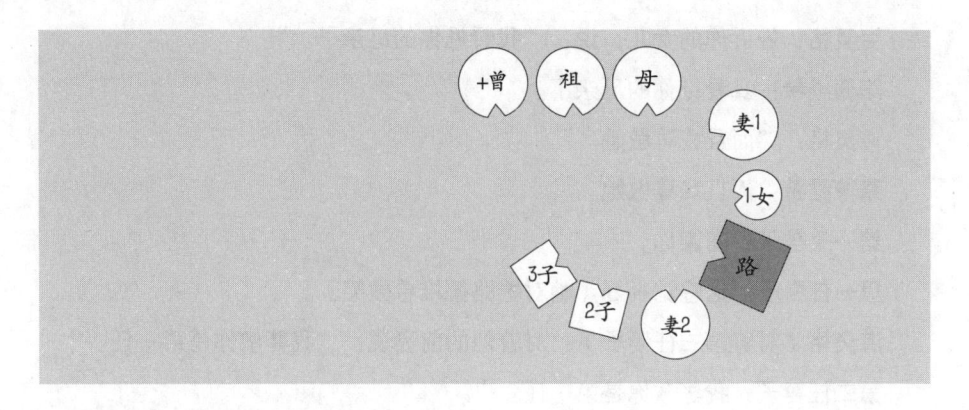

海灵格（对着女儿）：这样如何？

第一个孩子：好多了。

第一任妻子：这样简单多了，不过还是有些压力。

丈夫（对着第一任妻子）：我有种在这之前似乎从来都没见过你的感觉。对，我发现了（他们彼此点头同意），我很抱歉。

海灵格：这是因为你的曾祖母所导致的纠葛。因为这样，你没有真正去了解第一任妻子。

（对着第二任妻子）：你觉得如何？

第二任妻子：好多了。可我有种被打击的感觉，我无法和我的大儿子有任何联结，其实我一直想说，我无法独自完成任何事，也无法和我的儿子沟通。不过现在好多了。

（此时，女儿和母亲互送微笑，同时伸手环抱在一起。）

第二个孩子：现在我觉得属于这个家庭了，之前则没有。

第三个孩子：我有同感，之前我一直觉得左侧有股强大的压力，前妻和她的女儿，而我和我的母亲是与之没有任何关系的，但现在好多了。

（路德维希站上自己的位置，并环视所有代表。）

海灵格（对着路德维希）：也告诉你的前妻，说："现在，我看见你了。"

路德维希：现在，我看见你了。

海灵格："而且我尊敬你。"

路德维希：而且我尊敬你。

海灵格：告诉你的女儿，说："我看见你的母亲了。"

路德维希：我看见你的母亲了。

海灵格："而且我尊敬她。"

路德维希：而且我尊敬她。

第一个孩子：谢谢你。

第一任妻子：这感觉真好（她对着路德维希微笑）。

海灵格（对着第二任妻子）：对着他的前妻说："我尊敬你是第一任。"

第二任妻子：我尊敬你是第一任。

海灵格："请心平气和地让我带走这个男人，让他留在我的身边。"

第二任妻子：请心平气和地让我带走这个男人，让他留在我的身边。

第一任妻子：好。（她对第二任妻子点头）

海灵格（对着路德维希）：你觉得如何？

路德维希：好像一切都颠倒过来了。

海灵格：然后呢？

路德维希（笑）：这样很好。

海灵格：好。

（对着第二任妻子）：说完之后，你觉得如何？

第二任妻子：很好，心中的重担卸下了，我觉得自由了。

海灵格：我想，我们办到了。

（对着路德维希）：告诉你每一个孩子："我是你的父亲，永远都是。"

路德维希（对着每个孩子）：我是你的父亲，永远都是。

海灵格：告诉你的第二任妻子："我是你的丈夫永远都是。"

路德维希：我是你的丈夫永远都是。（他们互相微笑）

海灵格：对，就是这样。

（对着团体）：对家庭而言，妇女在分娩的时候死亡是一件很重大的事。当发生这样一件沉痛的意外，人们会开始感到害怕，而且再也不愿想起这件事，或是哀悼遭受痛苦的当事人。所以，一般的反应都是害怕或是拒绝。

大部分的人都害怕死亡，害怕会让他们产生愤怒或嫉妒。坟墓上的石碑其实是要让死人待在棺木里，再也不会爬出来。于是，人们会把墓头铺平，好让死人待在坟墓里，在这里头埋藏着很深的恐惧。就在这样的否定与逃避之后，真正留下来的却是恐惧，而死亡所得到的启发则被掩盖。

在此我们从另一个角度来思考，若将死亡看进眼里并且好好纪念它，那你也将看见，当亡者被真正悼念，他们会是友善的。

逝去的家庭成员通常是被拒绝，被遗忘，而这样的恐惧会对新的家庭带来负面的影响。在这个案例中也是这样的情况，结果会是不好的。那并不是因为她的死，而是因为她没有被尊敬或纪念，在家庭的历史上也没有属于她的地位，然而，我们的家庭并不允许某人被遗忘，或是被拒于门外。当他对前妻说："我从来没有真正地看见你。"然而当他真正地看着她，她便会释出善意。

更进一步地说，当人们被尊敬的时候，便会展现友善的一面，让彼此间的关系和深度能更进一步完整。而我们工作的秘密便在于此，其基础就来自纯粹的、诚挚的——爱与人性。

再等一下，我就来了
关于乳癌

海灵格（对着楚蒂，她看起来很快乐）：我现在应该帮你排列吗？

楚蒂：我相信你的决定。

海灵格：你一直这么愉快，我怎么会知道呢？你来这里。

（楚蒂在他身旁坐下。）

海灵格：你知道人们在哪里会有真正的快乐？曾经有人问我，佛陀涅槃时在做什么。我唯一能想到的是：笑。

（楚蒂笑了出来。）

海灵格：你的眼神背叛了你的笑声。闭上你的眼睛。

（楚蒂闭上双眼，同时变得严肃而悲伤。她叹了口气。）

海灵格：是的。深深地呼吸，就是这样。

（海灵格将手放在楚蒂背部的左右肩胛的中间位置。）

海灵格：稍微向前倾。（过了一会儿）现在为你的疾病哭泣，深深地呼吸。

（楚蒂开始哭泣，同时深呼吸。）

海灵格：把自己交托给你的痛苦。（过了一会儿）现在靠在我的身上。

（楚蒂将头靠在海灵格的肩上，开始啜泣。过了一会儿，她挺直身体，看着海灵格。）

海灵格：那里有很深的痛苦。你有非常深的痛苦。再次闭上你的眼睛，但保持面对着我。孩子想依靠在哪儿？

楚蒂：想靠在我的家族上。

海灵格：有特定的成员吗？

楚蒂：我死去的兄弟。

（楚蒂将头靠在海灵格肩上，哭了起来。）

海灵格（过了一会儿）：告诉他："再等一下，我就来了。"

楚蒂：再等一下，我就来了。

海灵格（停顿一下）：你现在感觉如何？

楚蒂：很好。

海灵格：为了谁，你必须如此快乐？又是谁无法忍受痛苦？

楚蒂：我的儿子。

海灵格：哦，原来如此。

（楚蒂又开始哭泣。）

海灵格：想象他现在站在你的面前，告诉他："我会尽可能留在你身旁。"

楚蒂：我会尽可能留在你身旁。

海灵格：你儿子多少岁？

楚蒂：33岁。

海灵格：告诉他："我有自己的路要走。"

楚蒂：我有自己的路要走。

海灵格："我会尽可能留在你身旁，但我有自己的路要走。"

楚蒂：我会尽可能留在你身旁，但我有自己的路要走。

（她闭上眼睛说出这些话。）

海灵格：真诚地说出来。你不能替他背负悲伤和痛苦，那不是你该做的事。你必须相信他能独自面对悲伤与痛苦。再说一次。

楚蒂：我会尽可能留在你身旁，但我有自己的路要走。我必须信任你能独自面对悲伤与痛苦。

海灵格：说："我相信你能做到。"

楚蒂：我相信你能做到。

海灵格：对，这样有力量的说，对他比较好。我应该在这儿停止吗？

楚蒂：是的。

海灵格：好。这样很好。

亲爱的姐姐，我将你留给母亲
一种自残式的抓痒

海灵格：你的困难是什么？

梅丽莎：我把生活弄得像活在地狱一般。我正在毁灭自己。

海灵格：我不太懂你的意思，你必须再解释清楚一点。

梅丽莎：我每天早上都害怕起床。我总是从一个危机中脱身后，便又堕入另一个危机里头，我身处在自我毁灭的恶性循环中。

海灵格：是谁告诉你的？

梅丽莎：我自己感觉到的。

海灵格：面对上帝时，人们有时会折磨自己，希望神会因此加倍垂怜。（梅丽莎点头）有些心理治疗师碰到状况不好的个案会特别包容，而我觉得这并无益处。

梅丽莎：我有察觉到这一点。

海灵格：说明白些，到底是什么事？

梅丽莎：过去五年间，我经常用力抓我的皮肤。这两个月的情况更为严重，几乎是天天抓，且无时无刻不在抓。

海灵格：这已足够让我们来进行工作了。你多大？

梅丽莎：26岁。

海灵格：你结婚了吗？

梅丽莎：还没。

海灵格：有孩子吗？

梅丽莎：没有。

海灵格：你的家族有发生什么事吗？

梅丽莎：我原本有两个哥哥。从母亲那儿得知，她和第一位伴侣所生的孩子并不被认同，因为父亲是英国人。我知道人们杀了那个孩子，因为在她从英国回来时，人们不容许她生下孩子，他们认为这是极大的耻辱。

海灵格：当然，他们很虔诚，虔诚的人往往会做出这种事，杀死婴儿以避免耻辱，这很可怕。（梅丽莎点头）有罪的人反而会接纳孩子。是男孩还是女孩？

梅丽莎：女孩。

海灵格：怀了多久？

梅丽莎：五个月。母亲失去这个孩子之后，我的外婆伙同阿姨把婴儿带走，并把她丢进炉子里烧死。

海灵格：这孩子是被堕胎的吗？

梅丽莎：孩子是被堕胎，不过存活了一会儿，然后才被丢进炉子里烧掉。

（海灵格挑出一位女性代表被堕胎的婴儿，并要她躺在地上。然后他要梅丽莎躺在代表身旁。）

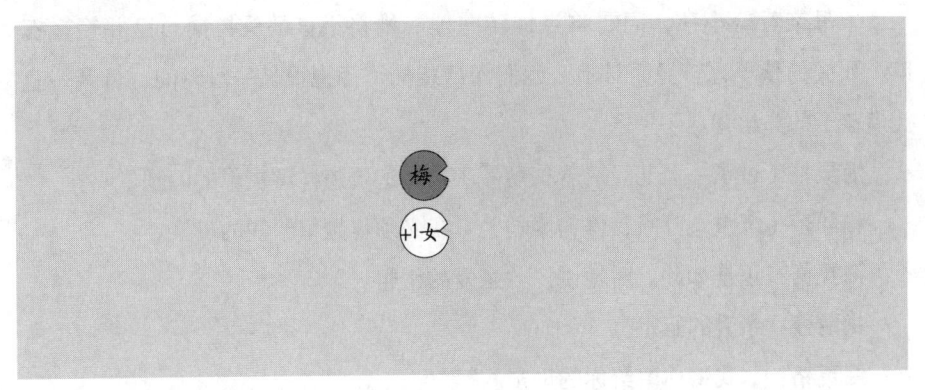

+1女　第一个孩子，女儿，在第五个月被堕胎，曾短暂存活，后被丢进火炉烧掉。
梅　　第四个孩子，女儿（梅丽莎）

海灵格（对死去婴儿的代表）：闭上你的眼睛，躺直。（对梅丽莎）看着你身旁的她。

（两个人沉默地躺了一会儿，然后死去婴儿的代表睁开眼睛，看着她的妹妹。她们握住彼此的手。梅丽莎沉重地喘着气。过了半晌，死去婴儿的代表将头转开，并合上眼睛。）

海灵格（过了一会儿，对着梅丽莎）：跟着你的感觉移动。

（梅丽莎放开她死去姐姐的手，这时代表转头看着她。她们彼此对望，然后梅丽莎侧躺，背对死去的姐姐。死去的姐姐伸出手，抚摸梅丽莎的头与背。梅丽莎沉重地喘息。过了一会儿，海灵格要梅丽莎站起回座。他选了一位代表母亲的角色，指示她躺在死去孩子的身旁。）

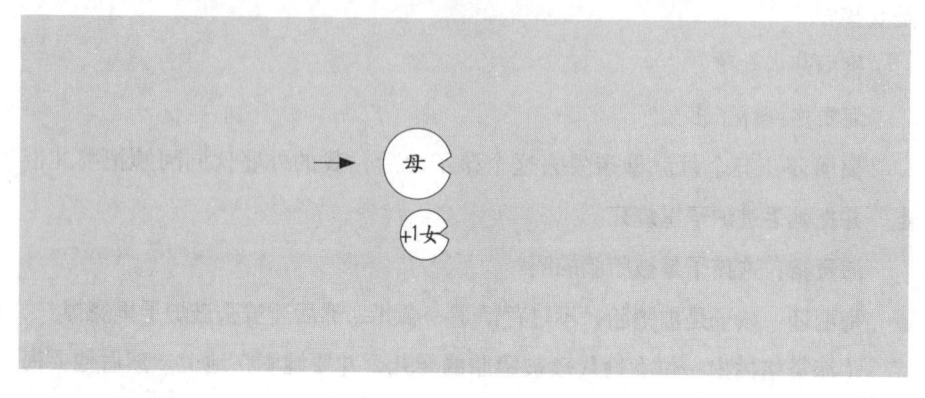

母　母亲

（母亲看着小孩，同时将身体转向她。她将小孩的头拉向自己并轻轻抚摸。死去的孩子也转身面对她。她们深情相拥，拥抱很长一段时间，母亲一直抚摸孩子的头与背。）

海灵格（过了一会儿，对着梅丽莎）：知道要怎样解决你的问题了吗？

梅丽莎（沉重地呼吸，停顿半晌）：我必须将她留给我的母亲。

海灵格：正是如此。对她说："亲爱的姐姐。"

梅丽莎：亲爱的姐姐。

海灵格："我将你留给你的母亲。"

梅丽莎：我将你留给你的母亲。

海灵格：也对你的母亲说，你如何称呼你的母亲？

梅丽莎：妈妈。

海灵格："妈妈，我将她留给你。"

梅丽莎：妈妈，我将她留给你。

海灵格："我现在要去我父亲那里。"

梅丽莎：我现在要去我父亲那里。

海灵格（过了一会儿）：你必须让你的母亲走，同时你也必须让她死去。

梅丽莎（深深地呼吸，点头）：是。

海灵格：现在你应该离开，去亲近的父亲。与你的父亲同在是最好的安排。同意吗？

（梅丽莎点头。）

海灵格：好的。

（海灵格要两位代表起身。）

海灵格（对着母亲的代表）：你觉得如何？

母亲（叹息）：一种难以形容的悲伤与痛苦。

海灵格：再也没有什么能阻碍这位母亲。

海灵格（对死去孩子的代表）：你呢？

死去婴孩的代表：当我妹妹躺在我身边时，我感觉身体的右半边在发热。我想要触碰她，想要碰她的皮肤，可是同时又想推开她。当她站起来时，我感觉比较轻松。当我母亲躺在我身旁时，感觉比较好。

海灵格：好，谢谢你。

（对着团体）：当心理治疗师碰到类似状况，他们通常响应"可怜的母亲"，但事实上并不需要拯救母亲。她什么都不需要做，除了死去。一个人若有这样的遭遇，还会想活下去吗？那是很难想象的，所以他们必须死去。那是唯一能获得平静的地方。

对偏激的容忍限度
关于被病人伤害

海灵格（对着团体）：休息的时候，有人向我谈起他的问题。能请那位医师上前吗？

（对着劳伦斯）：从这里开始我们的工作好吗？

劳伦斯：好的。

海灵格（对着团体）：我来告诉各位状况是什么。他是一位心理医师，曾经被病人攻击，而且伤得不轻。那位病人试图要杀死他。

（对着劳伦斯）：我的描述正确吗？

劳伦斯：是。

海灵格：我想将状况排列出来，并检视动力所在。我们将安排两个人，你与病人的代表。

（劳伦斯选了两位代表，并将他们排列在场中。）

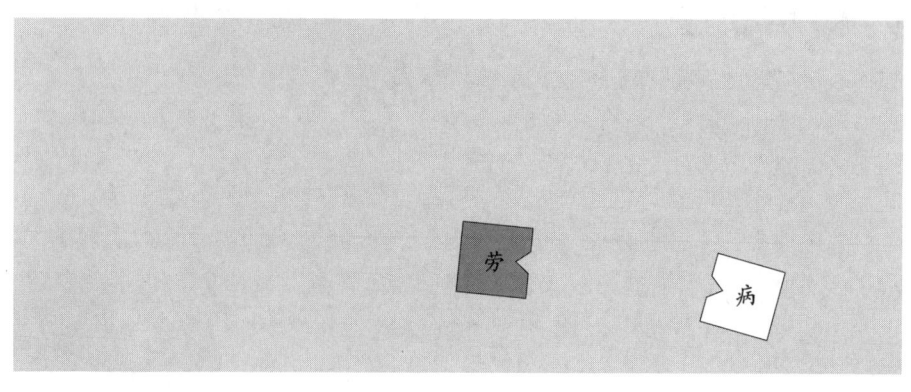

劳　医师（劳伦斯）
病　病人

（他们凝视彼此很长一段时间。然后，医师朝病人跨出一步，很快便又退回。他们持续望着彼此，过了一会儿，海灵格引导医师离开并要他转身。）

劳　　　病

海灵格（对着劳伦斯）：你现在感觉如何？

劳伦斯：我没那么害怕了。

海灵格（对着病人代表）：你呢？

病人：他走开后，我觉得比较好。

海灵格：是的，正是如此。

病人：但这行不通的。我没办法解决。

海灵格（对着病人代表）：留在你目前的位置，两位都一样。

（对着团体）：让我解释一件事。医师稍早告诉我，事后他曾去找病人，试图解决问题。我告诉他不能那样做，就算是精神分裂患者也得为自己的行为负责。如果他对人们造成威胁，就得接受保护性看管，不能让他置身事外。

（对着劳伦斯）：唯有如此，患者才得以保有尊严。病人的代表已经清楚地表示了，他无法做什么，他已经没有行为能力。经过上次的冲突，你已经没有什么能为他做的了，你必须把他的命运交还给他，同时转身离去。这才合乎道理吧？

劳伦斯：是的。但我感觉到一种悲伤、痛苦夹杂的情绪。

海灵格：那不是你应有的位置。你不能因此悲伤，也不该为他感到痛苦。如此一来，你只会夺走他的尊严，使他更加愤怒。

（劳伦斯点头。）

海灵格：你必须挑战极限。这样你明白吗？

劳伦斯：是的。

海灵格：我们救了你吗？

（劳伦斯笑出声。）

海灵格：我不是开玩笑。否则你会再度陷入危机。战士必须征战、奋斗。

（劳伦斯点头。）

海灵格：好，到此结束。

海灵格（对着代表们）：离开你们的角色。

（对着劳伦斯）：这样可以吗？

劳伦斯：可以。

海灵格（对着团体）：各位有问题吗？

参加者：对于你刚才的谈话，我有个很具体的问题。我是一位有40年执业经验的心理医师，对于你刚才的解释存有疑问。在那样的状况下，我会心生悲悯、同情与爱。我认为患者是受到疾病影响而变成不同的人，甚至失去控制力。

海灵格：是，你指出了事情的另外一面。问题是，假使我照你的话而做出反应，或照排列的结果做出响应，会发生什么事？假如我用其中一种方式给出反应，而他又有小孩，他的家庭将会发生什么事？关键在响应所造成的影响，不管是选择哪一种。

让我举一个例子：

曾有个商人参加我两堂不同的课程，他的妻子也参加过一堂课。后来妻子写信告诉我，她的丈夫勒死他80岁的母亲，并向警方自首。她问我是否能够帮助他们。我告诉她，为了受害者的尊严，我会协助她丈夫去面对他犯罪的后果。

我被警方传唤，要求去证明那个人是心智不正常的，但我拒绝了。接下来，仍依法律程序进行。我得知他收养的孩子在一场意外中丧生，人们则怜悯他心智丧失，他被无罪释放。

我告诉他的妻子，她必须与丈夫离婚，不能继续与他生活，不能继续姑息谋杀者。

某一天，这个男人出现在我家门前，大声控诉。我早该察觉他有攻击的性格。我告诉他，他属于监狱，监狱对他而言是有尊严的地方。我说，就算他不在监狱，他也应当让他的行动仿佛在监狱一般。结果，他很生气地离开。

后来，他从商致富，还成立了一个基金会，心智似乎也恢复健全。那基金会是以他死去的养子名字命名，而不是他母亲的名字，她完全遭到排除。就在几个星期前，传出他妻子自杀身亡的消息，原因没有人知道。然而，这就是同情心造成的后果。

妈妈，请留下来
关于恐慌症

佛利兹：我患有恐慌症。

海灵格：从何时开始？

佛利兹：大约有一年了。

海灵格：那时发生了什么事？

佛利兹：我与女友分手。

海灵格：你们之间有发生什么事情吗？

佛利兹：没有。

海灵格：恐慌症的症状为何？

佛利兹：我怕跟人说话。

海灵格：我也很怕跟人说话，而且已经30年了。后来习惯了，就忘了有这个毛病。（佛利兹笑了）现在，闭上你的眼睛。想象你正在跟某人说话，在一个令你焦虑的情境里。感受你的恐惧，并留意你的年纪。

（过了一会儿，佛利兹不由自主地移动）：所以，你多少岁？

佛利兹（摇头）：好像我根本不在那里。仿佛我根本不在这里。

海灵格：有可能。你母亲怀你的时候有发生什么事吗？

佛利兹：我不知道。我父母已经去世了。

海灵格：你有耳闻曾经发生什么意外，或是其他事件吗？

佛利兹：没有听说过。

海灵格：我们来为你与你的母亲排列。选两位代表，并将他们的位置排列出来。

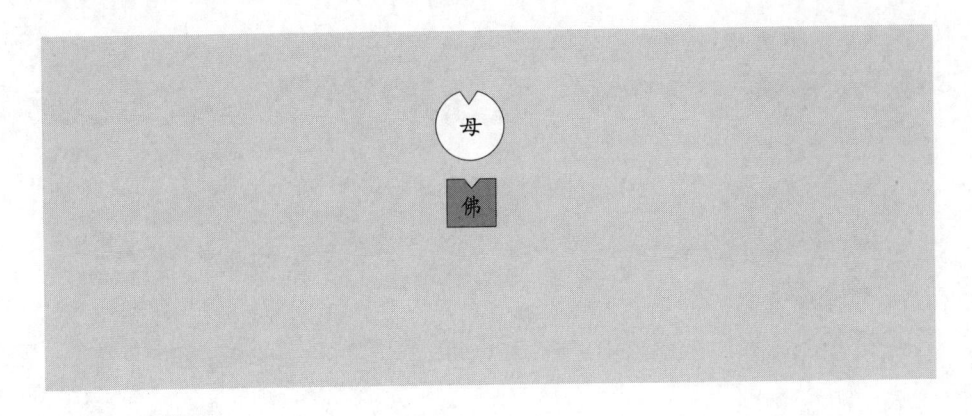

母　母亲
佛　儿子（佛利兹）

（代表们站着不动好一段时间。然后，母亲的代表转身，将手放在儿子的背上。她走到他前面。他们深情相拥，母亲抚摸着儿子的头。）

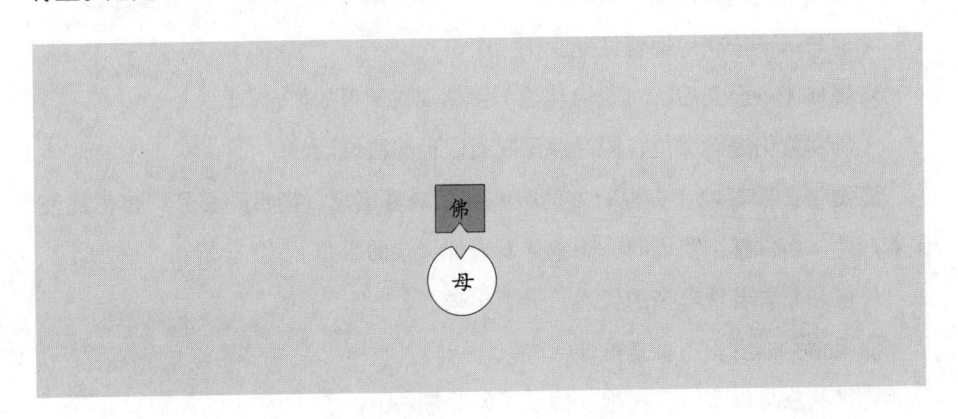

海灵格（过了一会儿，对着佛利兹）：当你看到这个画面，有什么感觉？

佛利兹：我的心感到剧烈的震动，有种难以置信的感觉。

海灵格：站到你自己的位子上。

（对着佛利兹的代表）：你感觉如何？

儿子：我无法转身，我惧怕所有的人，那必须有人采取主动。

（佛利兹站到自己的位置上，与母亲的代表深情拥抱。过了一会儿，海灵格选了一位代表父亲的角色，将他加入排列。）

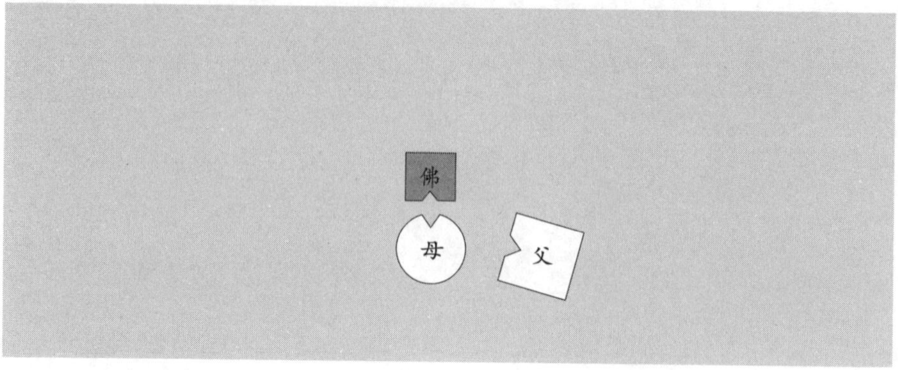

父　父亲

（没多久，佛利兹开始啜泣。）

海灵格（对着佛利兹）：对她说："妈妈，请留下来。"

佛利兹：妈妈，请留下来。

（他与母亲依恋地握着彼此。）

海灵格（一会儿后，对着佛利兹）：你现在觉得如何？

（佛利兹仍继续哭泣，同时深深叹息。他无法说话。）

海灵格：看着她。直视对方的眼睛有助减轻焦虑。当目光移开，焦虑往往跟着产生。当你感到焦虑时，想象你看着你母亲的眼睛。

（佛利兹看着他母亲的代表，笑了出来。）

海灵格：你看，不就是这样？

（佛利兹与母亲持续拥抱。他亲了她脸颊一下。）

（海灵格将他父亲的代表排在母亲身旁，让佛利兹面向两位。）

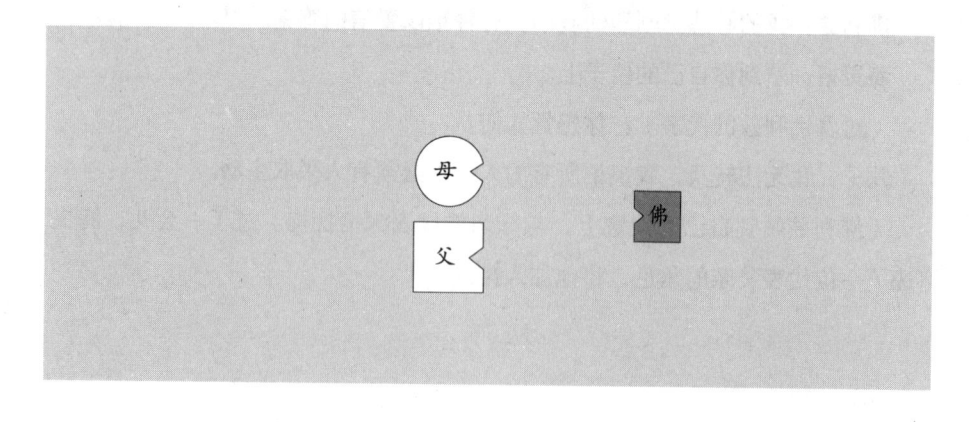

海灵格（对着佛利兹）：现在看着你父亲的眼睛。

（佛利兹看着父亲，笑了出来。）

海灵格：我想这对你有用，是吗？

佛利兹：是的。

恐惧

很久以前，有一个男人背着机关枪准备去打仗，他是自愿服役的，所以带着骄傲的战士姿态前往战场。

当时敌人展开攻击，不断逼近。然而在军中有一个基本守则是：要等到看见敌人的眼白时，才能向他开枪。因为任何人都能盲目开枪，但要耐住性子等到看见敌人的眼白，这是需要勇气的。

当敌人越来越逼近，男人终于看见敌人的眼白。就在他准备开枪的那一刻，枪匣居然卡弹了！

敌人渐渐逼近，他浑身发抖……

然而就在这个时候，他认出了对方，那个人竟是他的朋友！

转折点
关于风湿性关节炎与自杀念头

海灵格：你有什么样的议题？

艾莲诺：我有风湿性关节炎，已经七年了。大约一年半前，我的妹妹去世，我因为深受打击而失去了行动能力。我察觉到，我想跟随她死去，那时我还未听说过你或你的工作。她留给我一本你的书《ZweierleI Glück》②，而我因为过去15年一直有自杀的念头，所以决定看看书中内容。

海灵格：够了。不久前，有人说重度关节炎的影响之一是，哪里都不能去。（艾莲诺点头）无论这是什么意思，其实有时候，如果人愿意留下，疾病就会离开。

艾莲诺（笑）：自从读了你的书，我决定要比过去15年更坚强地活下去。这就是我为何在这里的原因。

海灵格：你结婚了吗？

艾莲诺：我离婚了。

海灵格：有小孩吗？

艾莲诺：没有。

海灵格：你为何离婚？我是指外在的因素。

艾莲诺：事实上，我拥有一段很长的幸福婚姻。

海灵格：那发生了什么事？

---

② 《ZweierleI Glück》中译本为《爱的序位：家庭系统排列个案集》（世界图书出版公司，2005年第1版）。

艾莲诺：出现第三者。除此以外，我丈夫还会拿我追寻灵性成长的事来开玩笑。我没有足够耐心排解他的嘲笑。

海灵格：我有时也会开类似的玩笑。

艾莲诺：我也是。

海灵格：同时？

艾莲诺：我甚至喜欢这么做。

海灵格：我若是你就不会做得太过火。

（团体里传出笑声，艾莲诺朗声大笑。）

艾莲诺：我还想说一件事。我父亲有酒瘾，他在精神病院自杀身亡。从那时候开始，我也害怕有一天会发疯。他的妹妹也住进精神病院，也在那儿过世了。这家族的源头似乎有很沉重的问题。

海灵格：我会以你与你的丈夫来做一个排列工作。选出两个代表。

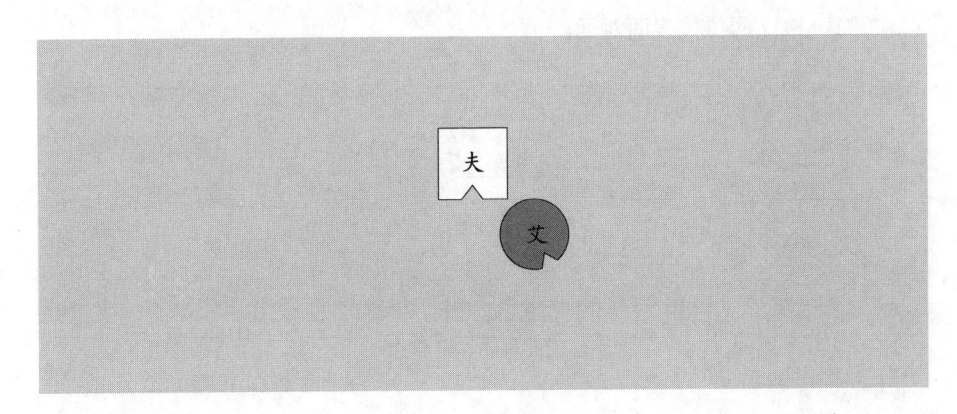

夫　丈夫
艾　妻子（艾莲诺）

（妻子看着地板，丈夫则在摇头。过了一会儿，他注视着她，但她没有回应，她将头往前倾，看起来随时有倒下的危险。她的丈夫抓住她的手臂以支持她，但她没有任何反应。他摇摇头，然后放开她，并注视了她一会儿，然后便将眼神转移，直视前方。）

海灵格（对着艾莲诺）：你对排列所显示出来的画面有什么感觉？

艾莲诺（哭着指向场中）：我感到非常悲伤。我无法站稳，我丈夫仍在我身旁，给我支持，那是毋庸置疑的。

海灵格：他在那里没有任何感觉。

艾莲诺：是的。不知怎么地，我觉得很悲伤，为我对他所造成的伤害感到懊悔。

（这时，丈夫再次看着他的妻子。）

海灵格：从你说话的方式，你只想到自己，根本看不到你的丈夫。

（丈夫的代表将眼光移到地板，同时摇头。他再次抬头望着妻子并摇头，然后再把视线往下移。妻子的代表仍然没有移动，但几乎要跌倒在地上。）

艾莲诺：我看到他了。

海灵格：你说到他的时候并没有同情心。

艾莲诺：我也替他感到担心。

海灵格：这话是什么意思？担心他什么？看着场中排列的画面，说着很为他担心，这显现了你的自大。

（海灵格让两位代表面对面。）

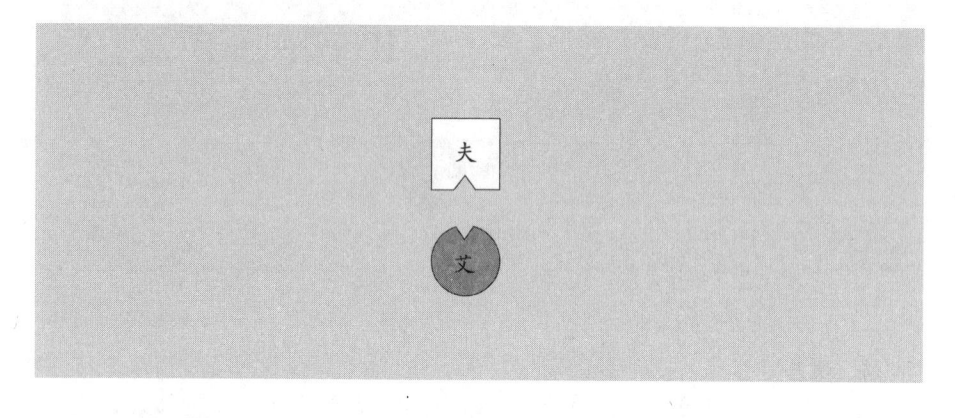

```
                夫
                艾
```

（丈夫友善地对妻子微笑，但妻子依然盯着地板。）

海灵格（对着艾莲诺）：他是友善的，而她却封闭着自己。

（丈夫的代表摇头，看着地板又看了他的妻子。）

艾莲诺：那不是真的。

海灵格：我们看得见，事实就是如此。对一个人的漠视通常是灵性追寻的开始，场中的画面说明一切。

艾莲诺：我不太懂你的意思。

海灵格：你说得太多，却没有敞开自己去感受排列的画面。

（丈夫的代表往前走了一步。妻子则往后退，并看着丈夫。）

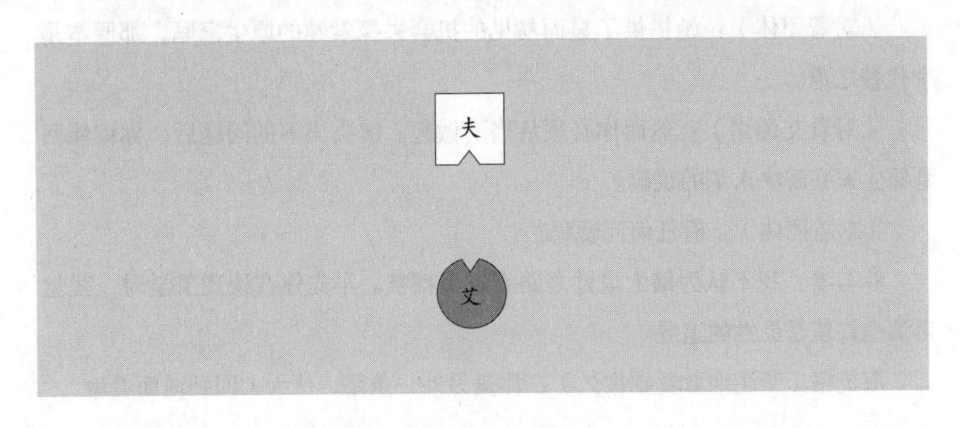

[图：丈夫代表在前，艾莲诺代表在后]

海灵格：对于丈夫，唯一的出路便是离开。不要想什么第三者了！是因为你对他所做的一切，让他唯有离去，才能保有尊严与独立。

（丈夫的代表点头。）

丈夫：一切都结束了。我与她之间已经没有办法了，我等得够久了。

海灵格：没有什么能做的了。

丈夫：我必须转身离开。

海灵格：好，照你的意思移动。

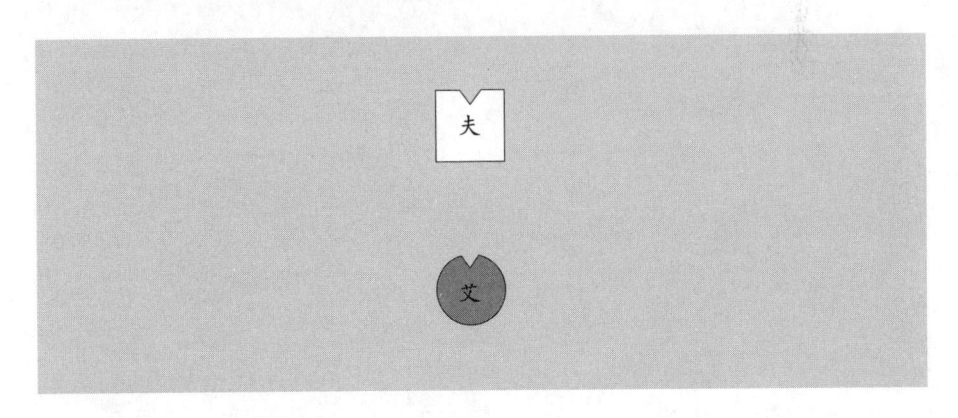

[图：丈夫代表转身背向艾莲诺]

海灵格（对着两位代表）：你们两位可以坐下了。

（过了一会，对着哭泣的艾莲诺）：在你对丈夫重新怀有尊敬时，就会出现转机。（艾莲诺点头）然后你就能探讨其他的议题。好吗？

转折点

艾莲诺：好的。

海灵格：好。我在这里结束了。

（对着团体）：她提供了显而易见的机会去探索她的原生家庭，那原本是个代替之道。

（对着艾莲诺）：然而你必须从当下做起。解决当下的问题后，你就能回到原生家庭解决未了的议题。

（对着团体）：有任何问题吗？

参与者：我不认为踏上灵性之路有这么糟糕。早先你在谈现象学时，我觉得那也许就是灵性的追寻。

海灵格（专注地看着她良久）：那是另外一条路，从天上回到地面着地。

疗愈的爱
关于乳癌

海灵格：你有什么样的问题？

夏洛特：我有乳癌。

海灵格：从何时开始？

夏洛特：在十个月前，我已动了手术。

海灵格：现在情况如何？

夏洛特：目前情况不错，复原良好。

海灵格：那你想问我什么？

夏洛特：可以的话，我希望能从你那儿得到支持我健康活下去的信念。我很担心有一天病情会再度恶化。

海灵格：想象你现在被说服了，永远都能保持健康。感觉如何？

夏洛特：我了解，那非常不切实际。

海灵格：真糟糕，这对你的灵魂不是件好事。正确的做法是，把你的疾病放在心里，并怀着关心、尊重、恐惧与疾病共处。

早年我曾为患有癌症的个案治疗，我要她观想她的癌症，直到画面浮现。她说她看到一只有很多触角的章鱼，然后我要她倾听章鱼在说些什么。章鱼说："你难道不知道我有多危险吗？"那位妇人终于正视她的疾病。那是好多年前的事，她到现在还活着。那才是应有的态度，对危险心存敬畏。

夏洛特：我知道我的癌症有多危险。

海灵格：是的。我看到一个很单纯的画面。找一个人代表你的癌症，然后站在他旁边。

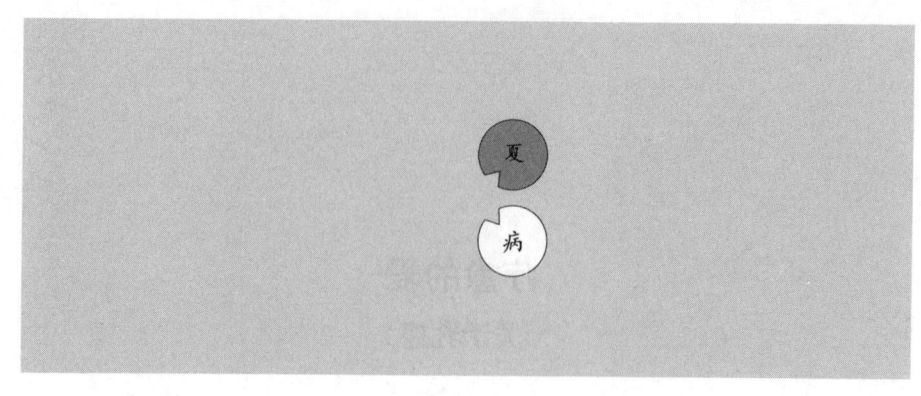

疾　疾病
夏　夏洛特

海灵格（对着夏洛特，在她站到癌症代表身边时）：握住她的手。

（癌症的代表看着正用力呼吸与哭泣的夏洛特。接着夏洛特移动身体，直到面对她的癌症代表。）

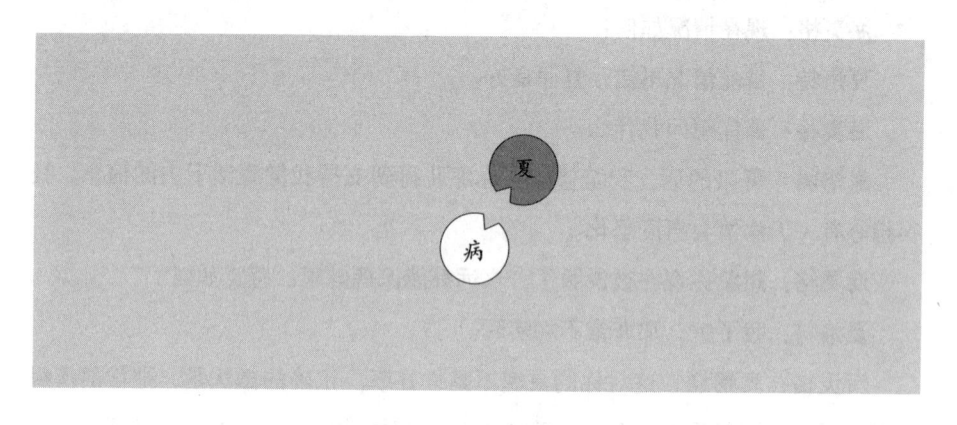

（两人对视了很长一段时间。癌症的代表友善地轻轻点头。过了一会，夏洛特走上前，两人拥抱了彼此。夏洛特极为感动，然后他们松开彼此，相互凝视着。）

海灵格：这样很好。

（对着夏洛特与她疾病的代表）：你们两位是很好的示范，可作为在场各位处理疾病的参考。我看到另外一个画面。疾病究竟是谁？可能会是谁？

夏洛特：我毫无概念。

海灵格：我看到你的母亲。

夏洛特：嗯，这么说有道理。她非常地情绪化。

海灵格：我经常注意到，许多女性乳癌患者宁愿死去，也不愿对她们的母亲弯腰鞠躬。真正具疗愈力量的是，爱与谦卑。

（对着夏洛特）：到此结束好吗？

夏洛特：好的。

需要和解的亡者
两个被堕胎的孩子

海灵格：你的议题是什么？

海蒂：我的两性关系。

海灵格：发生了什么事？

海蒂：在我19岁的时候，发生了一夜情而怀孕。我把胎儿堕掉。在那怀孕期间，我遇见了一个人，我们彼此相爱。

（海蒂开始哭泣。）

海灵格：发生了什么事？

海蒂：我们本来要结婚了，但我却发生严重的车祸，两人便分手了。

海灵格：发生什么事？

海蒂：我的小腿有第三度的开放性伤口，还好最后保住了。但大约四年前，伤口再度裂开，我当时以原生家庭为对象，请一位治疗师进行排列，伤口又慢慢地愈合。在那个男人之后，我与另一个人交往了12年，再度怀孕，但这次因为健康的理由而不得不堕胎。堕胎后，我快速发胖，虽然之前就有易胖倾向，但这一次的状况真的很糟。

海灵格：那我该做些什么？（过了一会儿，海蒂仍未出声回答）让我告诉你，什么会让一个人发胖？当有什么东西失去了，你就会发胖。那是什么东西失去了？

海蒂：一个男人。

海灵格：不，是那两个小孩。

（静默一段时间后）：好，就为你与你的两个孩子挑出代表。

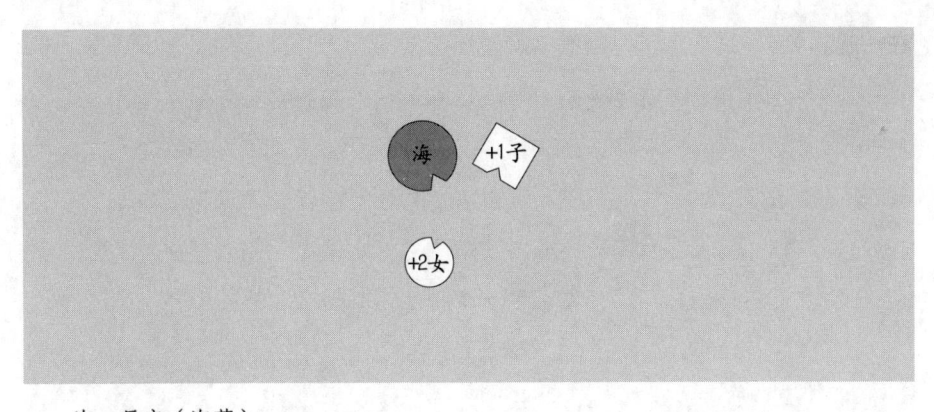

海　母亲（海蒂）
+1子　第一个被堕胎的孩子，儿子
+2女　第二个被堕胎的孩子，女儿

（海灵格没有给代表们任何指示。被堕胎的儿子代表瞪着地板，开始用力喘气，并颤抖着，好像快要吐了。母亲只看着被拿掉的女儿。）

（海灵格将母亲的头转向儿子，要她看着儿子。当他们四目接触，儿子开始移动。母亲迎向他并伸出双臂。儿子又靠得更近了，他将身体靠在她的身上并大声啜泣起来。当他们紧紧相拥时，儿子的啜泣声也越来越激烈，然后又平息下来。他不时看着他的母亲，十分急切地要投入她的怀抱。然后，母亲与儿子握着手，儿子倒了下来，跪在她的面前环抱着她的双膝。最后，他终于站起身，给母亲一个拥抱。）

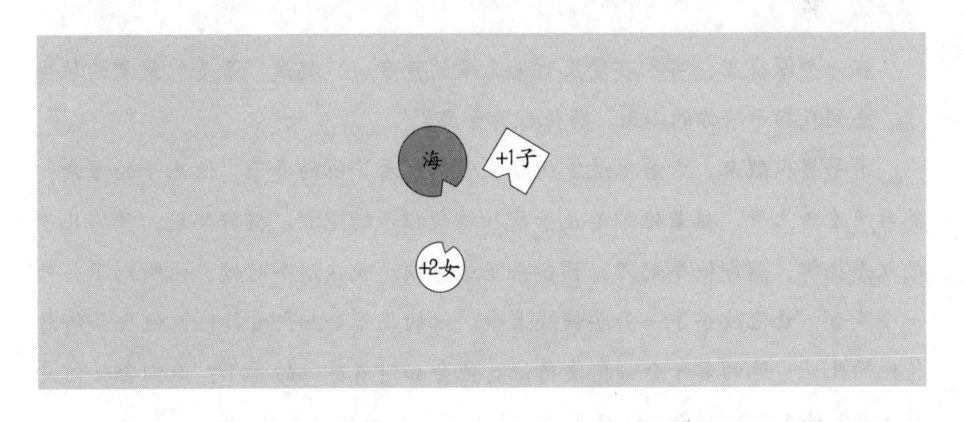

（母亲与儿子一起走向她的女儿。女儿已保持不动好一段时间，母亲抚摸着她的头，同时将女儿拉向她。然后女儿伸开双臂环抱母亲，三个人就这样抱在一起。）

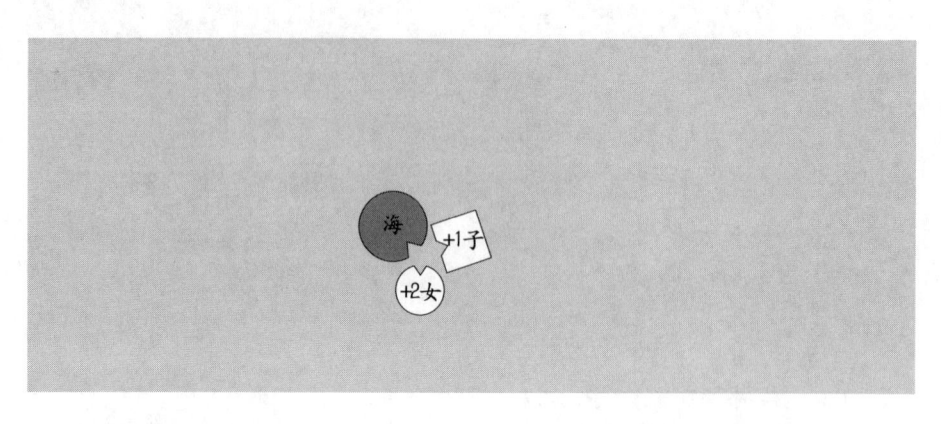

海灵格（对着代表们）：好了，到此结束。谢谢你们三位。

（对着海蒂）：这样可以吗？

（海蒂点头。）

海灵格（对着团体）：死去的人经常需要一个和解，你们从这个案例便能看见。

（沉默半晌）：我来说个故事。你们也许曾经听过，但在这当下，它有着特殊的意义。

爱

在一个深夜里，男人在梦里听见上帝的声音："起来，带着你最爱的独生子，去到我指示给你的山上，将他献为祭品。"

清早男人醒来，看着他最爱的独生子，也看了他的妻子，他儿子的母亲，然后又看着上帝。接着他带着儿子前往神所指示的地方，摆好祭坛，并将儿子的双手捆绑，随即他举起刀，预备杀了这男孩。就在这个时候，他听到了另外一个声音，让他改杀了一头羊献给上帝。他的儿子会如何看待他？他会如何看待他的儿子？他的妻子会如何看待他？他会如何看待他的妻子？他们会如何看待上帝？倘若——上帝真的存在——上帝会如何看待他们？

另外一个男人，在梦里听见上帝的声音："起身，带着你最爱的独生子，去到我所指示给你的山上,将他献为祭品。"

清早,男人醒来,看着他最爱的独生子,也看着他的妻子,他儿子的母亲,然后他看了上帝,并当面拒绝上帝:"不,我不会那样做!"

他的儿子会如何看待他?

他会如何看待他的儿子?他的妻子会如何看待他?他会如何看待他的妻子?他们会如何看待上帝?倘若——上帝真的存在——上帝会如何看待他们?

一个位置
关于乳癌

海灵格（对着玛莉亚）：你准备好了吗？

玛莉亚：是的。

海灵格：你有什么议题？

玛莉亚：我的乳房有恶性肿瘤。

海灵格：现在状况如何？

玛莉亚：肿瘤已经切除了，我希望能克服这疾病，未来也能克服。

海灵格：你可以邀请你的疾病与你同床共眠。

玛莉亚：与我同床？

海灵格：你可以邀请你的疾病与你同床共眠。（玛莉亚骇笑）想象这一幕，闭上你的眼睛。

（玛莉亚变得平静而专注。）

海灵格（当玛莉亚作势要转向他时）：慢慢来，我会给你足够的时间。

（玛莉亚再度合上眼睛，并且变得非常平静。过了一会儿，海灵格轻轻地将她的头压低。她的头垂得更低，同时摇了头，呼吸开始变得沉重。）

海灵格（过了一会儿）：所以，当疾病成为同床的伴侣时，它表现得怎样？

玛莉亚：她占了床铺好大的位置。

海灵格：好的，我们需要更多的时间。你继续想象。

（玛莉亚又闭上眼睛，将头沉沉垂下。）

海灵格：她被允许与你同床共眠。

（过了一会儿，玛莉亚的呼吸又开始变得很沉。）

海灵格：不管她要多少位置，全都给她。（过了一会儿）躺在你身旁的她，多少岁了？

玛莉亚（迟疑）：35岁。（玛莉亚的实际年龄）

海灵格：好，继续观想。

（玛莉亚又闭上眼睛，安静地坐了很长一段时间。她不断地长叹，然后挺直身体。）

海灵格：现在怎么了？

玛莉亚：一开始她躺在我的旁边，好像一块毯子。现在她在床角将自己卷起来，像是一卷收起的毯子。

海灵格：是的。当你给她一个位置，就是那样。

玛莉亚（笑）：她会一直躺在那里吗？

海灵格：她会一直躺在那里，除非你赶她走。如果你赶她走，她就会展开。

玛莉亚：我很怕看到那个画面。

海灵格：你忘了你曾濒临死亡。

玛莉亚：是，你说的没错。

海灵格：永远不要忘记这一点，你必须给她一个位置。如此一来，你的生命将会有更深一层的意义。

（玛莉亚情绪有些激动，她再次闭上双眼。）

玛莉亚（过了一会儿）：那样的感觉很好。

海灵格：是的。我们在此结束。

父亲和儿子

关于上瘾

海灵格（对着路瑟）：你的问题是什么？

路瑟：我的问题是，我强烈感觉到我过的不是自己的生活。这种感觉好像我体内有一种奇怪的生命在阻碍着我，我却完全无法抵抗。我觉得，如果我不摆脱它，我就没有机会了。（感性地）当我回头检视我的生活，我所做过的每一件事，都好像走在一条毁灭性的道路上，而我却无计可施。

海灵格：你说的毁灭性道路指的是？

路瑟：早在我还是个小孩的时候，大约六岁的时候，我就已经有自杀的念头了。接着我开始酗酒，最后还产生多重性药物依赖。而后我又自杀好几次，20岁时有两次，六年前又一次。那时候开始，我接受治疗，有一段时间情况曾好转。但现在，转眼间，那些东西又悄悄出现了。

海灵格：你结婚了吗？

路瑟：不，我还是单身。

海灵格：你有小孩吗？

路瑟：也没有。

海灵格：你的家庭发生了什么事？

路瑟：就我所知是与我母亲那边有关，她的大哥在俄国失踪，我的意思是，他没能从战争中生还。我的祖父则是党卫军（SS）的医生，在战争结束时，所有的事情很明显地都崩溃了，他与家人们一同服毒自杀，除了我父亲之外。

海灵格：这样够了。

（路瑟开始哭泣，同时闭上双眼，而他还试图想控制自己的情绪。）

海灵格：面对你的情绪，然后看着所有的死者。

（海灵格要团体中的一名男人上前，并站到路瑟的后面。）

海灵格（对着这名代表）：把你的手放到他的肩上，你是他的父亲。

（路瑟遮住了他的脸，开始痛哭。）

海灵格（过了一会儿，对着路瑟）：想象一下，在你面前的是你的祖父以及所有服毒自杀的人，而在他们背后的则是源自于你祖父的其他受害者，看看他们每一个人。

（路瑟看了之后又继续哭泣，接着他再度闭上眼睛。）

海灵格：要真心地看着他们，不要急，看着他们。慢慢地，一个接一个，等他们也回看你。

（这时，站在路瑟身后的父亲代表变得十分焦躁，且不敢正眼直视。）

海灵格（对着父亲代表）：你无法看他们？那你跟他们一起躺下吧。

（他在路瑟面前躺下。）

海灵格（对着路瑟）：他逃避了，你的父亲无法看他们，告诉你的父亲："我来帮你看。"

路瑟：我来帮你看。

海灵格：看着他们。

路瑟（过了一会儿）：我觉得我与这些死者拉近了。

海灵格：没错。想象你和他们躺在一起，即使只是想象，看着他们，想象你和他们靠在一起，带着爱与尊敬。

（海灵格走向躺在地板上代表父亲的人身边，然后将他的头转向背对路瑟。）

海灵格（对着父亲代表）：转向那些死者，然后闭上眼睛。

（父亲的代表开始啜泣。）

海灵格（过了一会儿，对着路瑟）：你现在觉得怎样？

路瑟：感觉舒缓很多，我现在想对我父亲说话。

海灵格：去找他吧。

（路瑟躺在他父亲的旁边，并用手环抱着他，然后把头靠在他父亲的胸前。父亲还是不看他，而是将眼光投向死者。他们持续这样的姿势很长一段时间，然后父亲才仔细地看着他的儿子。）

海灵格：现在你们两个站起来。

（他们站起来，并紧紧地依偎着，双手也紧抱着彼此。）

海灵格（对着父亲代表）：你现在觉得如何？

父亲：我觉得我也在寻找他。我已经变强壮了，我希望他一切安好，看着这些死者，让我有了力量。以前我只想逃避，不过当我听到他说的话，我了解到我必须往那里看，我想要保护他，担下我所该承担的。

海灵格（对着路瑟）：你现在呢？

路瑟：在这里，他和我一起，跟我这么接近，他的支持给了我许多力量。

（父亲和儿子一起笑了。）

路瑟：好像以前什么事都没发生过一样。

海灵格：好，我想我们应该把它留在那儿。

路瑟（笑着说）：没错，谢谢。

放手
对于丈夫和儿子的自杀

海灵格（对着卡蒂雅）：你的问题是什么？

卡蒂雅：七年前，我丈夫和我的儿子在三个月内相继自杀，我到现在还无法抚平伤痛。

海灵格：重点是，你在气他们。

卡蒂雅：我并不生气，我通常……

海灵格：当伤痛无法平复，愤怒就会一直存在。当你失去你真心爱着的人，一段时间之后伤痛便会抚平。但如果你对某人有着愤怒，例如，因为他自杀，那么伤痛便不会消失。这甚至不是在为了某人感到悲伤，而是为了自己，这是无解的。你觉得呢？

卡蒂雅：我必须先从哪个观点来看才行？

海灵格：我们得设定一个包含三个人的排列：你的丈夫、你的儿子以及你自己。选三个代表，然后将他们排在一起。

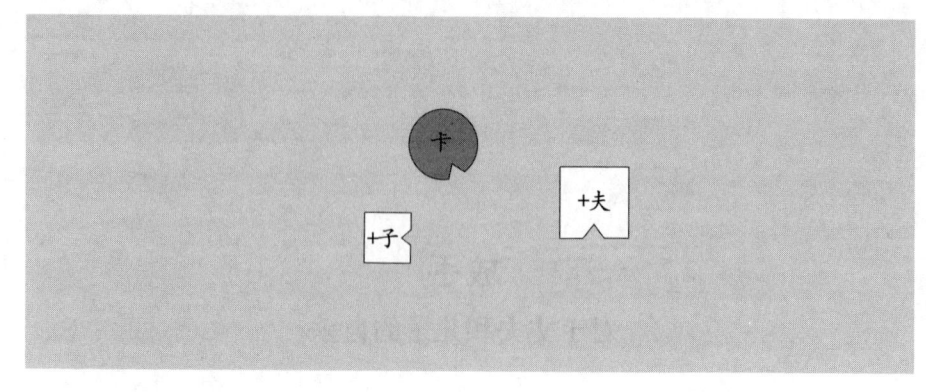

卡　妻子（卡蒂雅）　　　　　　+子　自杀的儿子
+夫　自杀的丈夫

（儿子持续看着地面。）

海灵格（过了一会儿，对着卡蒂雅的代表）：你感觉如何？

妻子：我觉得自己像旁观者，就这样看着事情发生。

海灵格：没错。

（海灵格将她往后移。）

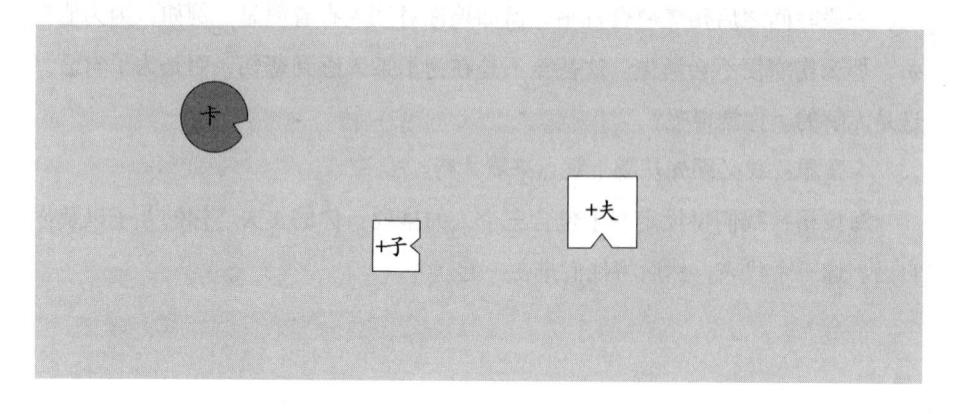

海灵格：这样呢？

妻子：这样好多了。这样我可以同时看到他们两个人。

（海灵格将她转开。）

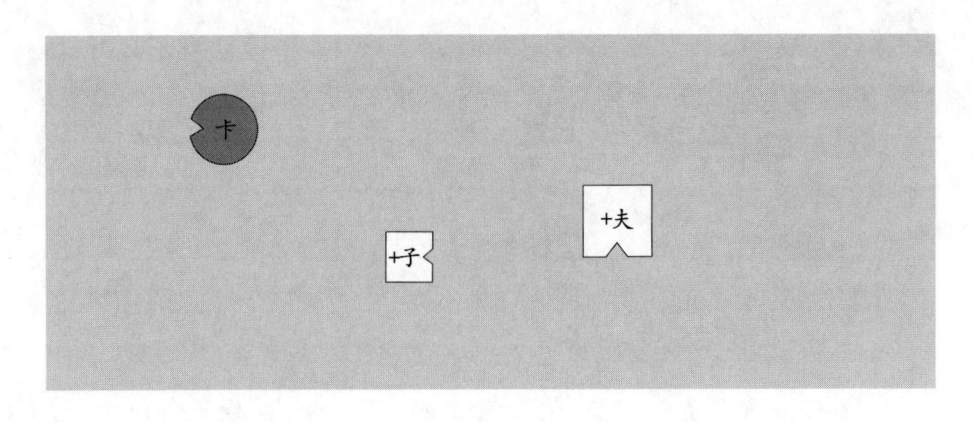

海灵格：这样呢？

妻子：我看不到任何东西了，不过（叹气），这样也不错。

海灵格：绝对是。

（对着卡蒂雅）：这就是答案，你不能把自己牵扯进去。

海灵格（对着丈夫的代表）：你发生了什么事？

丈夫：我觉得很不舒服，我不知道我背后发生了什么事。真奇怪。

（海灵格将他转向他的妻子和儿子。）

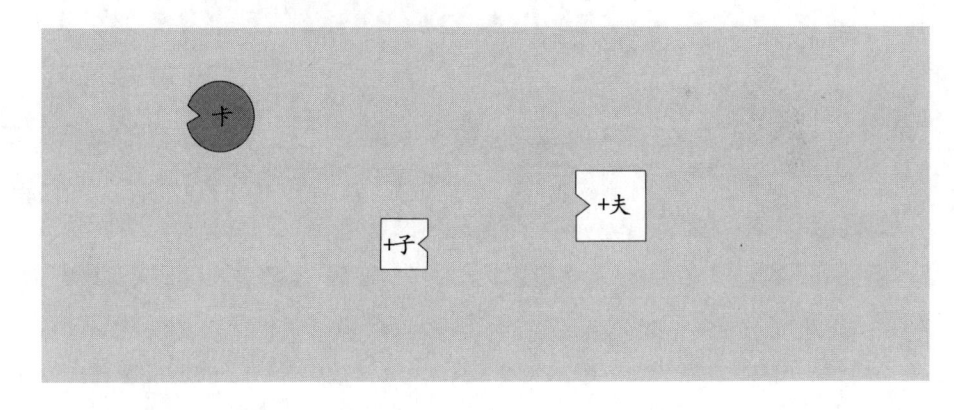

海灵格：这样呢？

丈夫：我什么也没办法做。

（海灵格再度将他转开。）

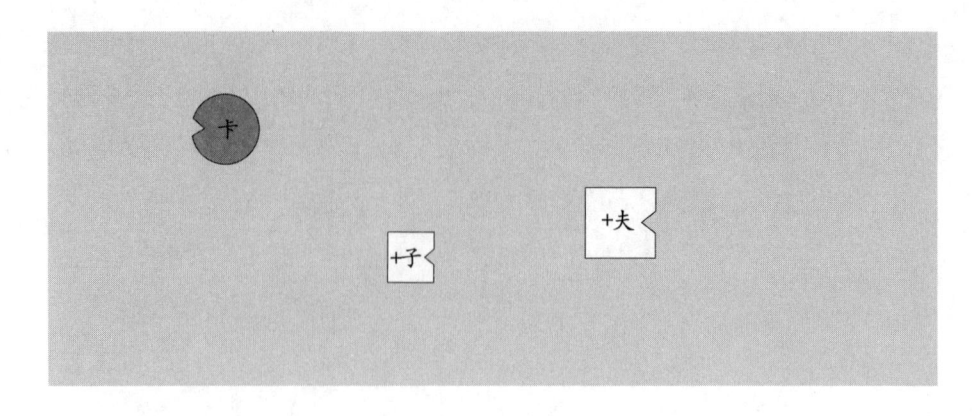

海灵格：这样呢？

丈夫：这样让我能松一口气。

海灵格（对着儿子）：那你呢？

儿子：太恐怖了！我觉得毫无安全感可言，被看得一清二楚，就好像我没穿衣服一样。我想要钻进地板下……死掉……或消失。

（海灵格将他带到他父亲的身边，他的头动了一下，双手下垂。然后，他把头靠在父亲的胸前，父亲用双手抱着他，儿子开始啜泣。）

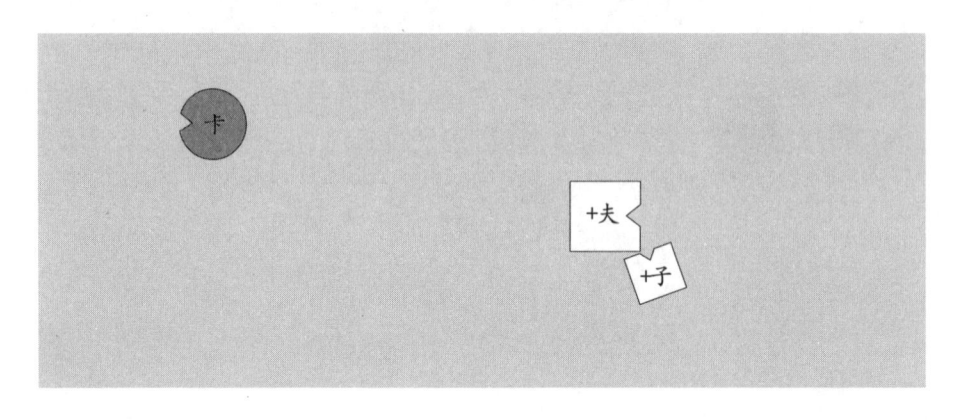

海灵格（过了一会儿，对着卡蒂雅的代表）：再转回来，让你能看见他们。

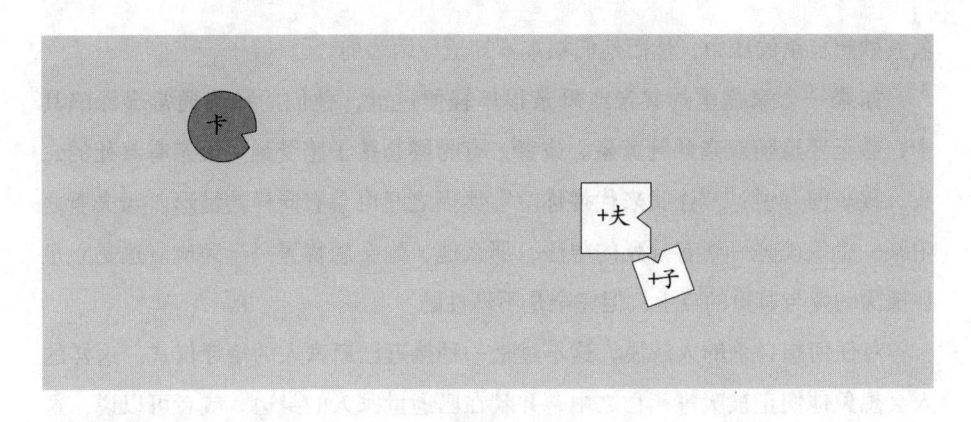

妻子（过了一会儿）：这对我来说太重要了，有些时候不知为什么，我会觉得有些事情在发生，可我完全像个局外人。

海灵格（对着儿子）：你现在还好吗？

儿子（叹气）：我有被关心的感觉，这里很温暖，我还能听到他的心跳，这种感觉很好。

丈夫：现在好多了，没错。

海灵格（对着团体）：在这样的状况下，有件很重要的事情得注意。就算我们能够影响死者，不论好或坏的方面，如果你不对死者放手，对他们就是不好的。不管发生什么事情，他们终会找到自己的平静。

（对着卡蒂雅）：你现在觉得如何？

卡蒂雅：我觉得好多了。事情就是这样，之前的事我总觉得很不真实。我儿子想要完全和他的父亲在一起，而我一直不愿意相信。现在我好了，谢谢你。

海灵格：现在把它完成，转身，离开他们，迈向未来。

对死者放手

海灵格（对着团体）：当自杀发生后，活着的人通常会觉得他们应该可以预防事情的发生。一旦发生了，他们通常会有罪恶感，就像自己亲手杀了死者一样。事实上是自杀的人杀了自己，这不能怪罪到任何人的头上。我们不知道背后的原因究竟是什么，它似乎总是有数不清的纠葛。

人们的命运有可能追溯到整个家族的历史，有时候也可能延续好几个世代。如果死者的命运未受到家人的敬重，那么后代的子孙们仍会感受到一股莫名其妙想自杀的压力，然而他们根本不知道原因为何。

如果一个家庭里的父亲或母亲很年轻便过世，他们的孩子通常会深陷其中，甚至要追随双亲共赴黄泉。或者，有时候是孩子感受到父母亲有寻死的念头，孩子便会说："让我来代替你。"伴侣之间也会有同样的情形。当夫妻之中某一个发现另一半有寻死的想法，那么他／她会想替另一半完成。这是立足在极深的爱与尊重的点上，但完全是不理性的。

对任何想自杀的人来说，这不过是一种接近已逝家人的治疗仪式。这样的人会想象他们正被吸进死亡之中，并躺在已逝世家人的身边。或者可以说，这就像一个预言的自杀事件。这样的人会去找寻亡者，并与他们待在一起一段时间，然后等待。照例，死者会给出信息，活下去的力量的信息，但这需要人们能对其敞开心胸，并且再返回正常生活，这才是治疗仪式。

另一种情况，那些挂念着死者的人，以为这样才有益于死者；他们完全不理会死者的信息，这样反而会有不好的影响。因为如此一来，死者就会持续存留在他们的脑海里。

（对着卡蒂雅）：这就是你所做的事，你是和死者一起生活，而不是与那些活着的人在一起，这样并不好。

看见

我们真正看见的，经常与内在的感觉、希望、恐惧等画面冲突。真正的"看见"能消弭恐惧，这是很重要的第一步。当一个人处在亢奋的情绪状态下，若能花些时间真正地去"看见"，就可以觉察到改变的契机，让事情变得更真实而简单。

心理治疗师的工作是带着个案真正地"看见"，同时不受恐惧、期望等内在画面的干扰。心理治疗师本人亦担任旁观者的角色，不受个案的情绪、期望与恐惧所影响。

他或她应当看见真实的当下，而处理的态度也要非常严谨、慎重。当人们情绪高涨时，通常会闭上眼睛。那是因为感受与内在画面会相互影响，所以他们要闭上眼睛。一旦他们睁开眼睛，就无法维持内在的画面，也因此，感觉会有所改变，你会回复清明，能量才有办法继续转动。

一个悲剧已经够了
关于躁郁症

海灵格（对着维若妮卡）：你觉得怎么样？

维若妮卡：我一直觉得我病了，我有躁郁症。

海灵格：你知道什么是躁郁吗？

维若妮卡：知道。

海灵格：它的意思是什么？

维若妮卡：情绪非常亢奋。

海灵格：像在天堂里一样，这就是它的意思。在天堂里，代表你死了，你知道吗？每个在天堂里的人都已经死了。想要上天堂，表示你想死；事实上，想死或想要上天堂是一体两面。我认为，躁郁和想死或要上天堂只有一线之隔，你觉得是这样吗？

（维若妮卡用力地点头，然后开始哭泣。）

海灵格：让我们面对现实，我活着，你也活着，所以看着我，现在死去的人是谁？

维若妮卡：死去的人是我外公的第一任妻子。

海灵格：她发生了什么事？

维若妮卡：她在浴缸内引火自焚。（她开始啜泣）

海灵格：小心，她才是做这件事的人，那你做了什么？

维若妮卡：我想要自杀。

海灵格：看着在浴缸里的她。（维若妮卡拒绝，并摇头。）你必须要看，我不是才告诉过你要怎么看吗？（她笑了）没错，你得看着她的眼睛。

（她看起来平静许多。）

海灵格（过了一会儿）：那就是让你感到绝望的来源。

（维若妮卡点头，并持续向前看。接着她又低头哭了起来。）

海灵格（过了一会儿）：想象你自己就在浴缸里，并对着自己点火。然后，再想象你接下来的两代子孙也走上同样的路，也就是你，想跳出窗外。如果你知道这件事，在浴缸里的你会怎么想？

维若妮卡：那并不能阻挡我。

海灵格：给自己一分钟来进入那个状况，因为你回答的时候并没有真的进入里面。

（她再度向前看。）

海灵格：你结婚了吗？（她点头）有小孩吗？（她摇头）你能想象自己有小孩的样子吗？那会是怎么样？

维若妮卡：我有病所以不能生小孩。

海灵格：没关系，只是想象一下你有小孩和孙子，而你正站在窗户旁边，准备往外跳。突然间，你发觉在你的子孙之中，有人要在浴缸中烧死自己，为的是对你的爱。在窗边的你会怎么做？

维若妮卡：在这种情况下，我不会跳。

海灵格：如果你决定不管怎样都跳，你会怎么跟你的孙子说？

（她考虑了很长一段时间。）

海灵格：我可以告诉你，要我告诉你吗？（她点头）你会说："一个悲剧已经够了。"

（维若妮卡笑着点点头。）

海灵格：毋庸置疑，她也会对你说同样的话。

维若妮卡：没错。

海灵格：现在她就要这样对你说。

（她低下头，哭了出来。）

海灵格（过了一会儿）：我不是那个领域的专家，不过人们说躁郁症是可治愈的，好吗？

维若妮卡（笑）：好的。

这是我们的小孩
有残障儿的父母

海灵格：你的问题是什么？

费迪南：目前来说，我还不知道要怎么开始。我们现在的关系陷入很大的危机。我们有个三岁的女儿，她很不容易才出生，而且有很严重的残障状况。

海灵格：什么样的残障？

费迪南：是一种叫大脑白质硬化症（lecukodystrophia）的脑部缺陷，因大脑的髓磷脂缺乏而阻碍了她身心的成长。医生没办法告诉我们，未来会发生什么事。过去三年来，我们很吃力地照顾这孩子。一开始，她必须插管，在家里也得请看护照料。近来她的状况好一点了，但我们之间的距离却变远了。我意识到我们在情感上无法相互扶持，尤其是那些难过的情绪，像是悲痛、孤立或是绝望。我们不能分享这些感觉，然后一种可怕的孤独感便浮现了。

海灵格（对着莫妮卡）：你想补充些什么吗？

莫妮卡：这个孩子是我怀孕了四次之后才有的孩子，之前两次都流产了。因此在怀孕的时候，我很怕会失去这个小孩。事实上，我们之间的距离感，早在我第一次流产时就出现了，我们都有感觉到疏远的情况，可我们还是想在一起。

海灵格：我们就为这个小孩安排一位代表。

（对着莫妮卡）：请你选个代表好吗？

海灵格（对着小孩的代表）：你之前看过排列是怎么做的吗？（她点头）很好，首先，集中心智进入孩子的角色，然后找出她和父母之间的关系，顺其自然。

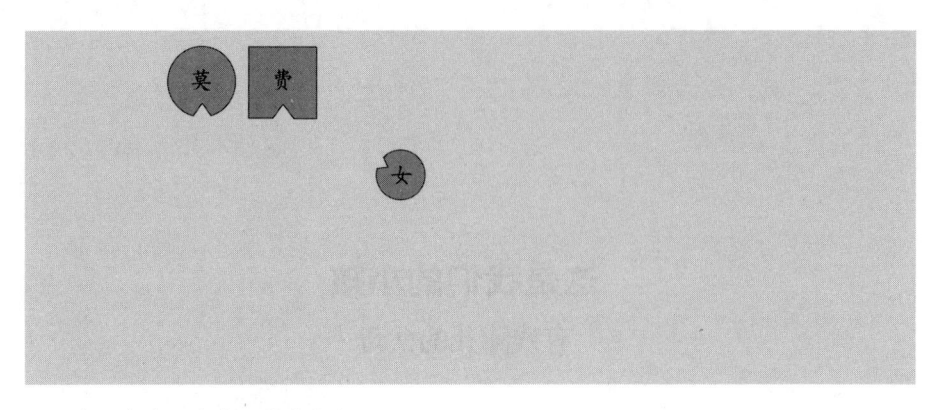

女　小孩，女儿，严重残障
费　父亲（费迪南）
莫　母亲（莫妮卡）

（小孩的代表盯着地板深呼吸着，然后抬头看着父母。一会儿之后，海灵格将她往后移一步，远离父母。她一直看着父母，他仍抓着她的肩膀。接着，他又让她后退了几步，过了一会儿之后，又后退几步。）

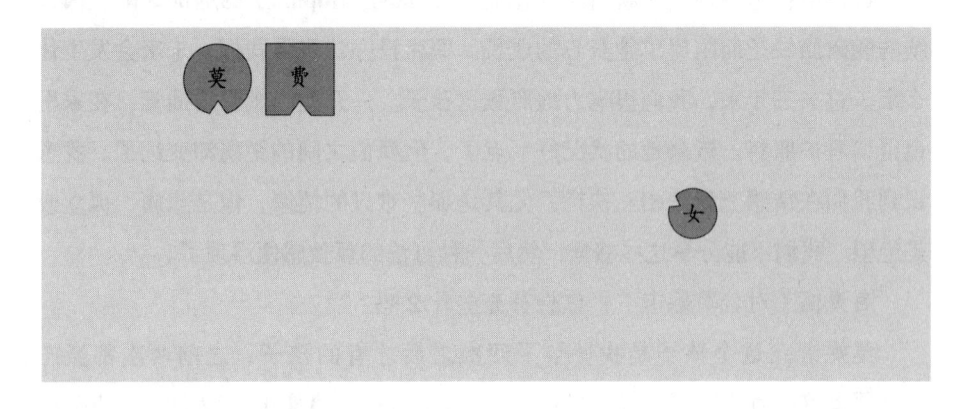

（一会儿之后，海灵格选了两个人代表流产的小孩，让他们站在残障小孩的背后，残障孩子哭得非常大声。而其中一个流掉的小孩则一直盯着地面。）

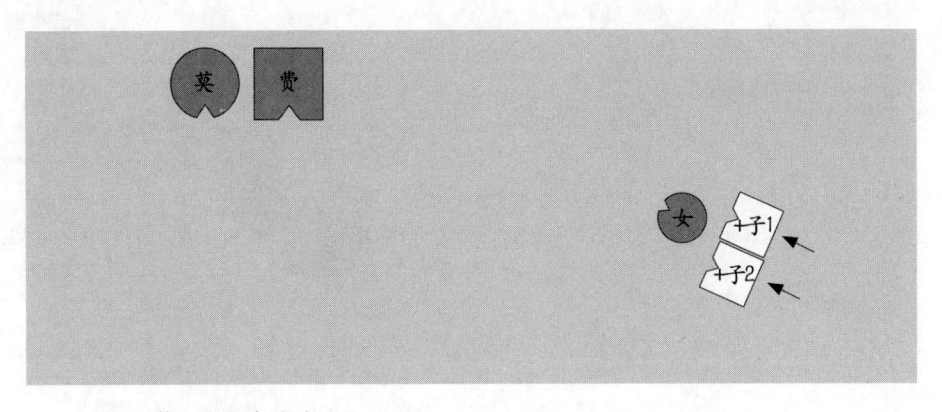

+子1　第一个流产的孩子
+子2　第二个流产的孩子

海灵格（过了一会儿，对着残障小孩的代表）：转过去。

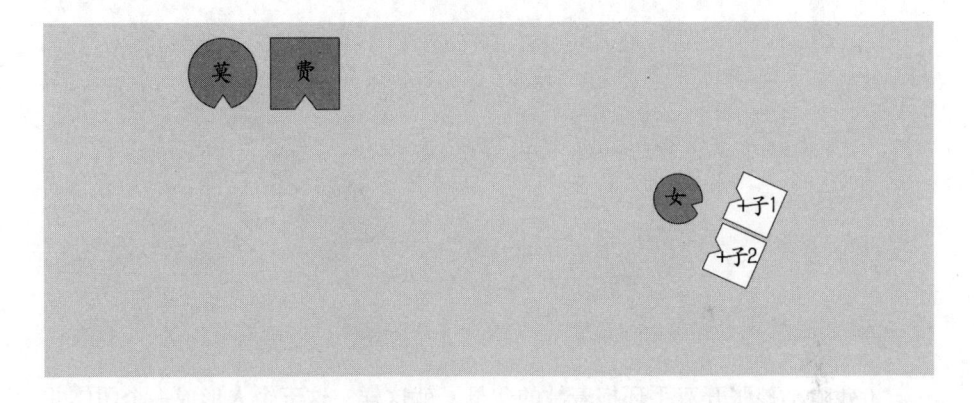

（残障的孩子看着两个流产的孩子，不停流泪。接着安静了下来，两个流产的孩子握住妹妹的手，并拥抱了她。过了一会儿，海灵格移动妹妹，让她靠近两个流产的小孩，他们温暖地拥抱在一起。海灵格请父母过来，他们上前抱住三个孩子，并同声啜泣。）

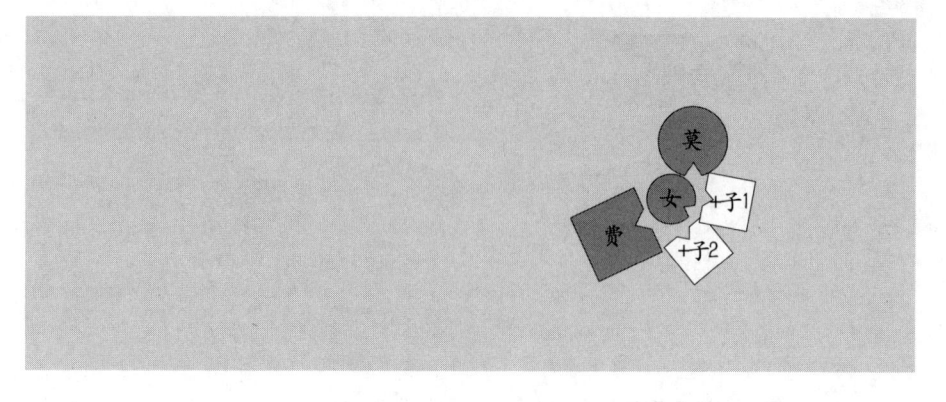

海灵格（过了一会儿，对着残障小孩的代表）：现在转身，让自己能看到你的父母，并背对着你流产的兄姊，向前靠。

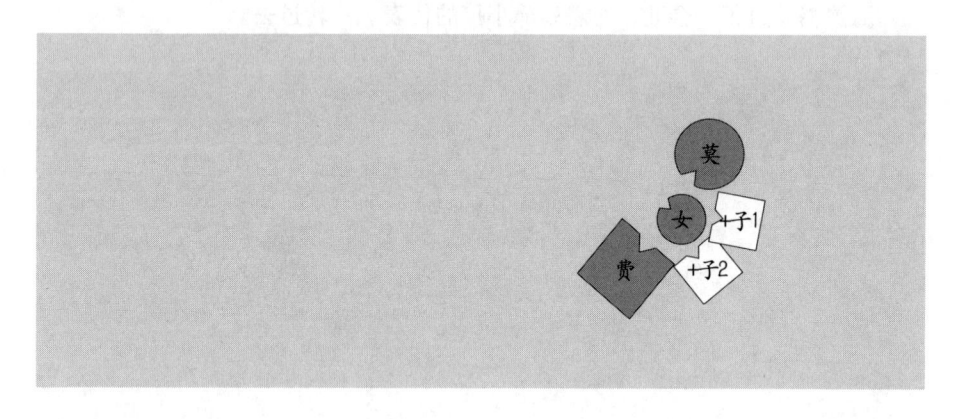

（残障小孩张开双手环抱着她的父母，就这样，这五个人形成一个团体并互相拥抱在一起。）

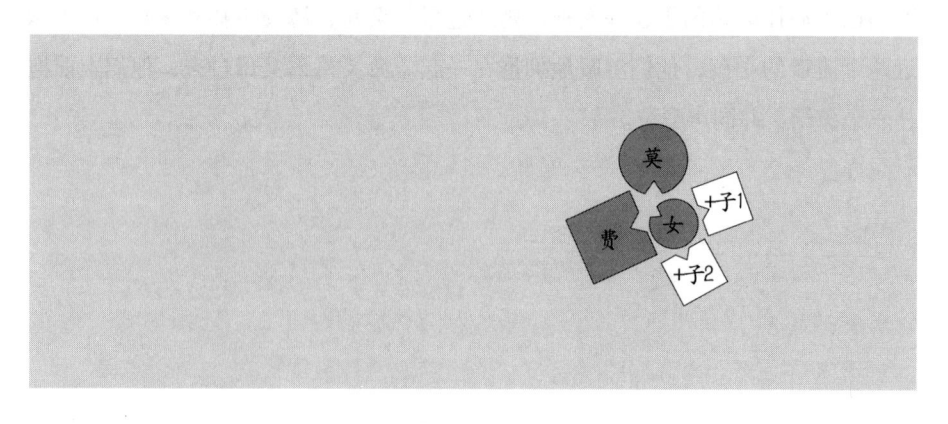

海灵格（过了一会儿，对着残障小孩的代表）：你感觉如何？

小孩：很棒。

海灵格：那母亲呢？

莫妮卡：我感觉到支持的力量，我们是一体的。

海灵格：父亲呢？

费迪南：我感受到非常多的爱，而且是心灵相通的。

海灵格（对着莫妮卡）：告诉你的丈夫："这是我们的孩子。"

莫妮卡：这是我们的孩子。

海灵格（对着费迪南）：看着你的妻子，跟她说同样的话。

费迪南：这是我们的孩子。

（残障小孩的代表激动地啜泣着。）

海灵格（对着小孩）：告诉他们："你们是我的父母。"

小孩：你们是我的父母。

海灵格：我们把这件事留在那儿吧。

（对着费迪南和莫妮卡）：当男人和女人结合为伴侣，他们会充满喜悦，而且很期盼幸福的未来，那里有一股动力让他们紧紧靠在一起。不管有什么东西在这股动力之后或之下，这种对深厚的爱的需求始终隐藏在你们的内心深处。当你们重新找回这股力量，那表面的事都微不足道了。不过，即使不在这股力量及深厚的情感下，你们一样能找到重新再在一起的方法。

残障小孩

当父母拥有残障的小孩时，他们有时候会远离彼此，因为他们私下会责怪自己或是对方，好像一定要有人扛起责任一样。这时，解决的办法是，看着对方，然后说："这是我们的孩子，我们要一起照顾她，不论任何时刻，她都需要父母。"然后，父母就可以再度紧密结合，并在照顾孩子时，互相给予对方支持的力量。

通常，旁人会为有残障小孩的父母感到遗憾，觉得他们运气不好。然而，如果仔细看看这些家庭，看看他们是怎么照顾残障小孩的，如果你看到这个家庭因为那孩子而展现的力量，你也将发现，残障的孩子对家庭所带来的特殊意义，那里是修养爱与优雅生命的力量源泉。有残障小孩的家庭会照亮他们身边的人，让许多人对幸福生活的幻想逐渐消弭，进而能让位给生命中最深的爱，即便它仍有限制。

流产

一个家庭遭遇多次流产、死产或婴儿夭折，通常会造成父母分手。解决的办法是，父母要一同悲伤。当我们被允许悲伤，爱才能够继续下去。这展现了父母亲情的伟大，能在得到小孩又失去小孩之后，依然能彼此拥抱。

我将你留给你的父母
在母亲家中的虐待

海灵格（对着莫妮卡）：你的原生家庭有没有什么事情还没解决？有没有发生过什么事？

莫妮卡：你的意思是？

海灵格：家里有几个小孩？

莫妮卡：四个。

海灵格：四个孩子有任何人过世吗？

莫妮卡：没有。

海灵格：你的父母在婚前有过其他认真的感情关系吗？

莫妮卡：没有。

海灵格：他们有私生子吗？

莫妮卡：没有。

海灵格：你娘家发生过什么事吗？

莫妮卡：我的外祖父母，也就是我母亲的父母，对我和我的母亲来说是很难相处的。

海灵格：怎么了？

莫妮卡：我的外婆是个非常冷酷且难以靠近的女人,她必须为她的生活奋斗。我的外公则是个难以捉摸的人,我认为,他可能虐待了她的女儿,我相信也包括我在内。而我的外婆则掌控着我的母亲。

海灵格：这样够了，我们安排一个你外婆、母亲以及你自己的排列，选出三位代表。

（莫妮卡选好三位代表后，海灵格便开始排列他们的位置。）

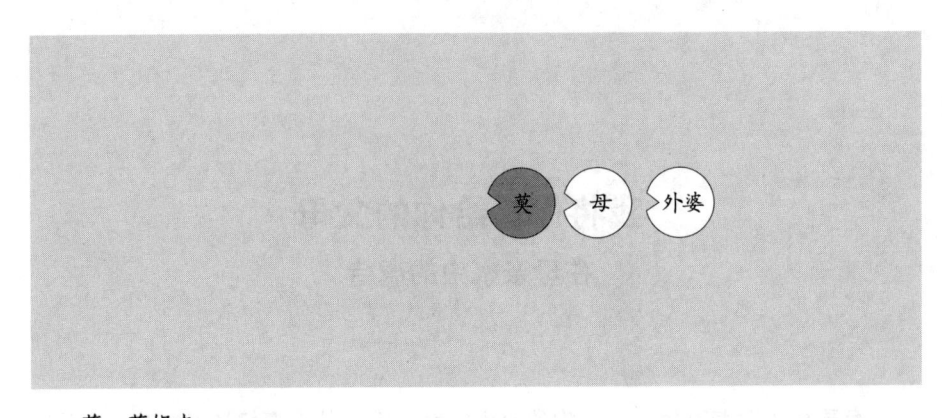

莫　莫妮卡
母　母亲
外婆　外婆

（莫妮卡的母亲靠着外婆，而莫妮卡的代表则靠着她的母亲。莫妮卡母亲的代表开始发抖。海灵格选了一个外公的代表，让他站在外婆旁边。）

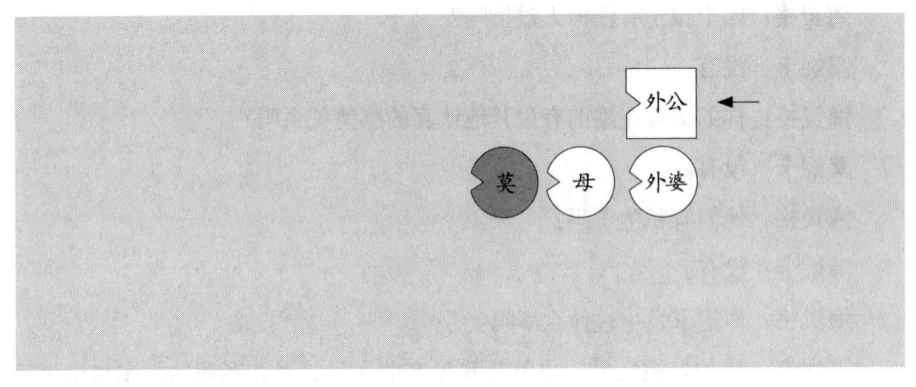

外公　外公

（母亲身体抖得越来越厉害，同时还向左倾，看起来好像快崩溃了。她浑身发抖，身边的人便抱住她。海灵格把莫妮卡的代表带开，她的外祖父母则继续抱着颤抖的母亲，随后不知道什么原因，她平静了下来，海灵格便将她转身，去面对她的父母，并要她的双手抱着他们。）

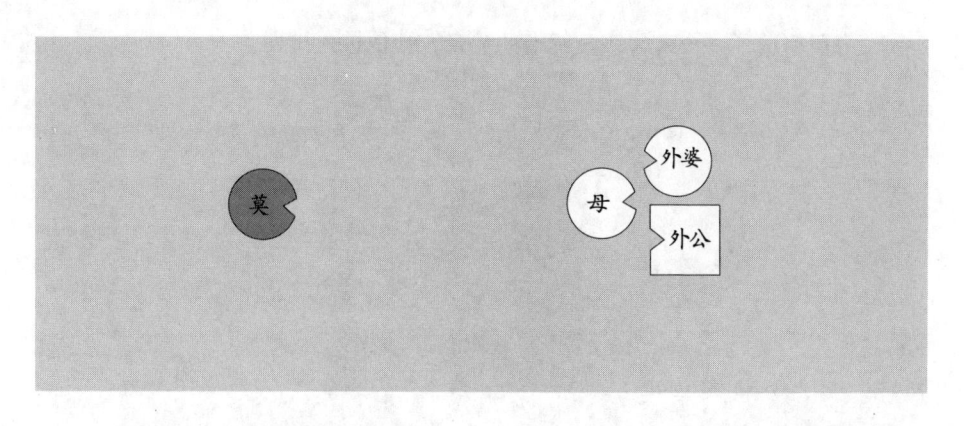

（莫妮卡的母亲再次全身发抖，同时还大声尖叫，外祖父母紧紧地抱着她，她慢慢地平静下来。）

海灵格（过了一会儿，对着莫妮卡的母亲）：现在看着你的父母，对他们说："是的。"

（她看着他们很长一段时间，在迟疑了一会儿之后，她说）："是的。"

海灵格（对着莫妮卡的母亲）：现在背对着你的父母，然后看着前方。

（她背对着他们，而他们则扶着她的肩。）

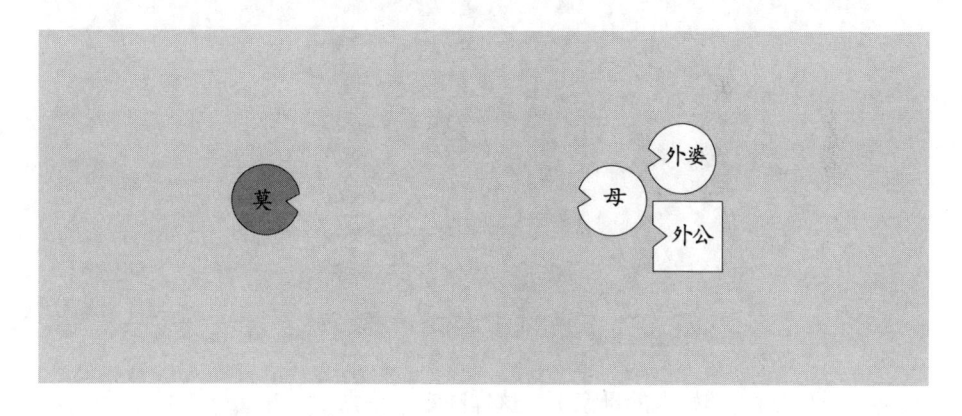

海灵格（对着莫妮卡的代表）：你现在感觉如何？

女人：保持一点距离感觉比较好。之前，我的背总有一种紧绷感，虽然我不觉得自己是其中的一份子。

海灵格：告诉你的母亲："我将你留给你的父母。"

女人：我将你留给你的父母。

（海灵格选了一个人代表莫妮卡的父亲，让他进入排列。）

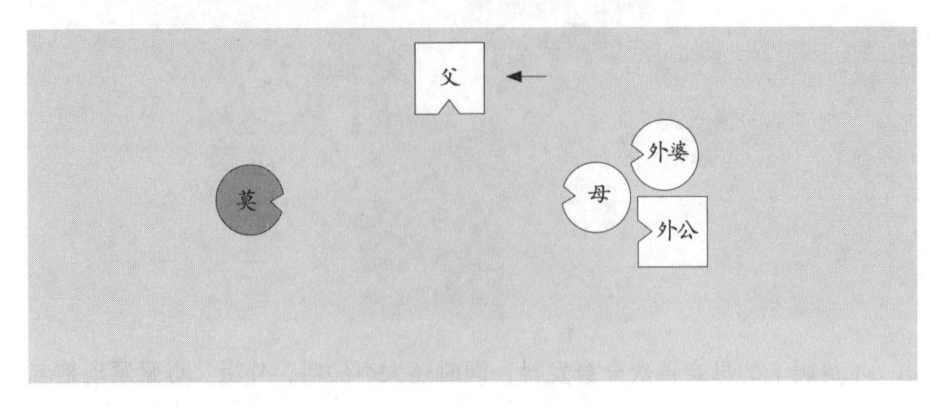

父　父亲

海灵格（对着莫妮卡的母亲）：跟他站在一起的感觉如何？

母亲：我不确定。不过现在有人站在那儿，我和我女儿之间的隔阂好像就没那么大了。以目前的状况来说，我想她可以站近一点。

（海灵格让莫妮卡的父亲站到莫妮卡的母亲旁边。）

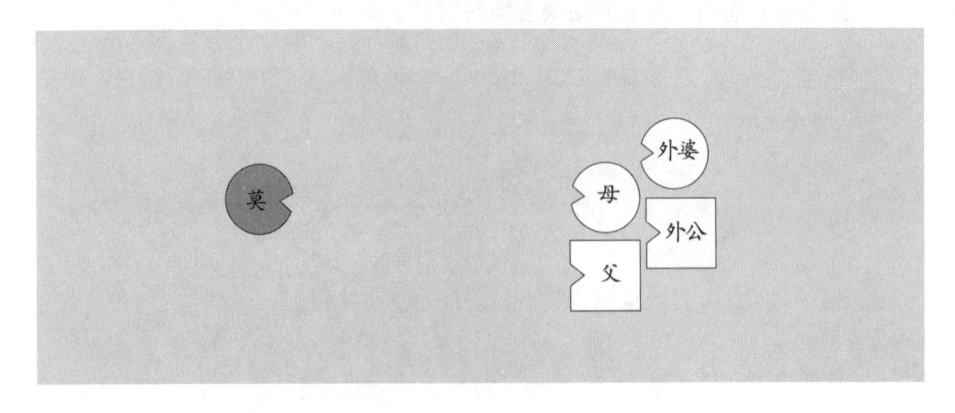

海灵格（对着莫妮卡的母亲）：这样呢？

母亲：这样好多了。

父亲：我第一次这么接近她。

海灵格（对着莫妮卡的代表）：你的感觉呢？

女人：我还是不觉得自己是其中的一份子。

（海灵格将莫妮卡的代表带到她的父母身边，并要她背对着他们。过了一会儿，他邀请她前一个排列中的残障小孩代表出列，并让她背对着她的母亲。）

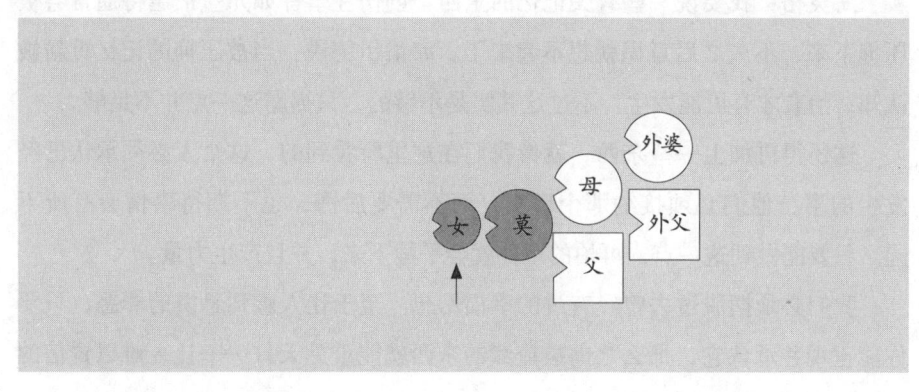

女　小孩，女儿，重度残障

海灵格（过了一会儿，对着莫妮卡的代表）：顺着你自己的内在力量移动。

（莫妮卡的代表低头面对着孩子，开始哭泣。她的双手抱着孩子，两个人的情感同时也满溢了出来。小孩把头往后靠，靠在母亲的肩膀上。她舒服地待在那儿，并深深地吐了一口气。过了一会儿，海灵格让孩子面向她的母亲。）

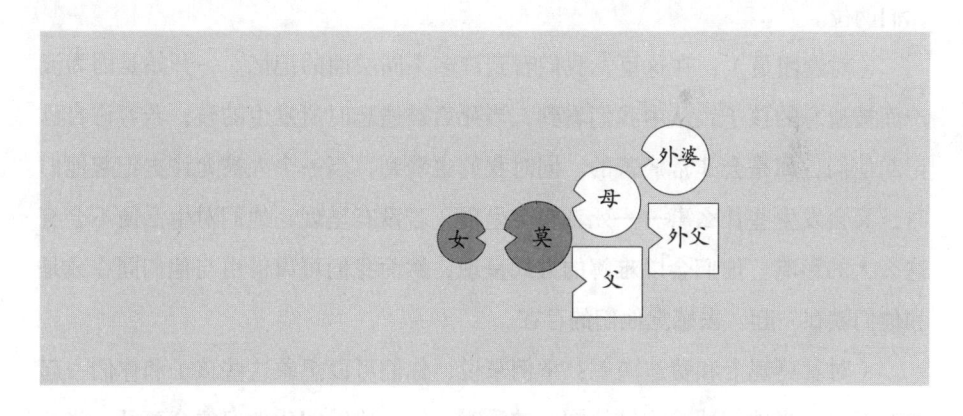

（孩子抚摸着母亲的脸颊，他们相互对望了很长一段时间，随后，孩子笑了起来，然后他们牵起彼此的手，母亲则深呼吸。）

海灵格：好了，就这样。

（对着莫妮卡）：你觉得这样可以吗？

（莫妮卡点头。）

记忆能带来答案

海灵格：我要说一些有关记忆的东西。创伤性事件如儿童被虐待通常会被压抑下来，不久之后意识就想不起来了。弗洛伊德说：当被压抑的记忆重新被认知，治愈才有可能发生。不过这其实是不够的，只揭露这一点并不足够。

这还得再加上一些东西，就像我们在这里所看到的，这个人必须承认已经发生的事，他们必须接纳那个事实，而不需要后悔，也不期待事情会有所不同。只要能做到这一点，可怕的事件就会平静下来，并且产生力量。

我们必须摆脱过去曾经有过的幸福幻想。至于让人感到恐惧的罪恶，只要你能正视并承认它，那么之前被掩藏的东西就能重见天日——让人难以置信的爱——这是令人不可思议的部分。

（对着莫妮卡）：现在，看着你丈夫的脸。

（费迪南和莫妮卡彼此相望了很长一段时间，费迪南对她点了点头，然后伸出双手抱着她。她把一只手放在他的膝上。）

海灵格（对着这对夫妻）：让我们把那些事情留在那儿。将最好的都留给你们两位。

（对着团员）：在这里，我们看到许多不同层面的记忆。一开始是因为流产而被遗忘的孩子，从中我们看到，当死者被遗忘时所发生的事；若容许自己记起他们，那是会非常痛苦的。同时我们也看到，当一个人被允许去记起他们时，又会发生些什么事——死者将会呈现，若没有呈现，他们对生活便不会有这么大的影响。他们会以难解的方式呈现，然而我们可以借由与他们同在或是和他们躺在一起，去感觉他们的存在。

（对着莫妮卡和费迪南）：举例来说，你们可以想象这些孩子和你们一起躺在床上，当他们感受到被认同、被爱时，过一段时间后他们便会离开。当这些孩子被认同便会生出一股力量，这同时也会给予你们和你们的残障小孩力量。这就是记忆的第一个层面。

接下来，第二个记忆层面是，外公是个加害者。我们不需要也不想挖掘细节，因为通常加害者会被内心完全排除。有一种办法能帮助这个状况，当你们回溯自己的生命，你们会发现某些自己有罪恶感的事，或许是你伤害了某个人，甚至你也是个加害者。只是我们通常不愿去承认，而是去压抑这类回忆，而后它就成为我们极欲否认的内在阴影。如果你能承认自己犯错，承认你所唤醒的伤痛回忆，然后在全然的理解下与加害者躺在一起，直到你感受到平静，并愿意与他合为一体，那么和解才会出现。当有人和加害者躺在一起，能获得和解，因为他的罪恶已经结束。最特别的是，与加害者合为一体之后的你，也会因此得到和解，你的罪也将因此结束。

值得注意的是，其实在受害者与加害者的背后都有一种强大的东西在运作着。如果我们只关注受害者和加害者，或是生者和死者，那视野就太狭窄了。在他们的身后有着一股我们无法辨识的强大力量，我称之为伟大的心灵，而我们都在这伟大心灵的管辖之内。

（对着莫妮卡）：你看起来比开始的时候快乐多了。就这样吧！

尊重
关于伴侣间的问题

海灵格：你们两个的问题是什么？

贾斯汀：我们已经结婚20年了，有两个小孩。一开始，我们的关系基本上还不错，可是随着时间走过，我们之间的距离也越来越远。现在，我们就像是住在同一个屋檐下的兄妹。当年的热情全消失了，之所以注意到这件事，是因为我已经力不从心了。维护婚姻关系是件很耗费精力的事，我经常觉得很疲倦，已经无法像以前那样，不管在运动或是工作上都能充满活力。除非我恢复单身或是结交女朋友，我才能再次找回精力，好让生活恢复正常。

海灵格：你有女朋友吗？

贾斯汀：是的。

海灵格：在一起多久了？

贾斯汀：偶尔才在一起。一开始我会有罪恶感，但现在我认为这是个正当理由。

海灵格：在我问法兰丝卡之前，为你、你的妻子和女朋友各选一个代表。

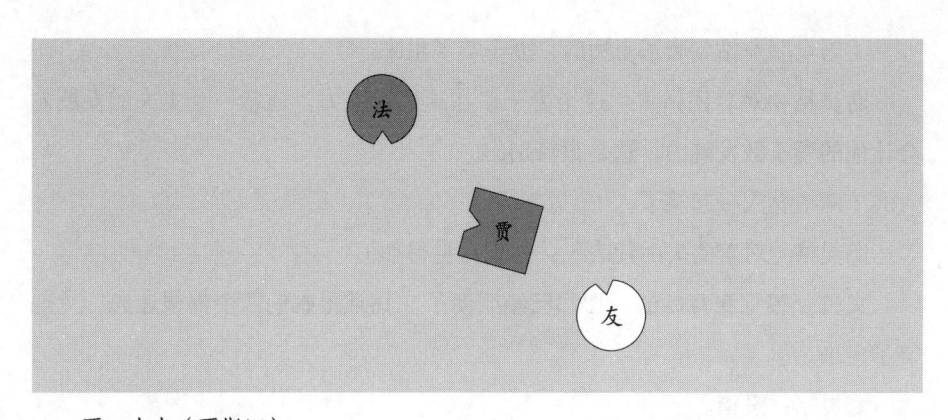

贾　丈夫（贾斯汀）
友　丈夫的女朋友
法　妻子（法兰丝卡）

海灵格（对着法兰丝卡的代表）：妻子的感觉如何？

妻子：我想要看清楚这女的长什么模样。我是说，我丈夫有点挡到我了。

（团员们都笑了。）

海灵格：这男人的感觉如何？

丈夫：我感觉背后好像有什么东西，我想向前走然后离开，但感觉有什么东西把我拉了回来，我必须看着我太太。

海灵格：女朋友呢？

丈夫的女朋友：跟他差不多。我很想逃开，不过我仍想认识这个女人，想知道她是谁。

海灵格：去站在她旁边。

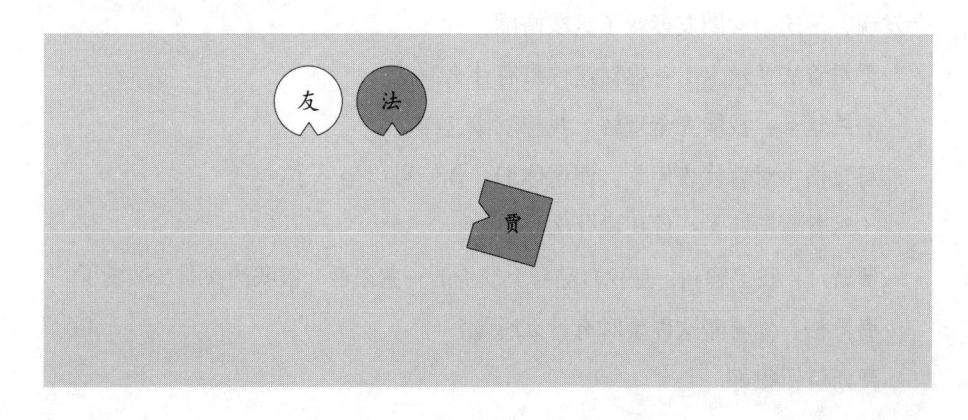

（当女朋友站到妻子身边时，妻子笑了出来。）

海灵格（对着团体）：这个妻子正在展现其魅力。通常一个丈夫的女朋友会让他的妻子散发魅力。这是很特别的。

（两个女人一起笑了。）

海灵格（对着丈夫的代表）：你现在觉得如何？

丈夫：感觉我背后的一切都已经明朗了。我觉得她们两个都很迷人。（他笑了出来。）

海灵格：没错。

（海灵格将他带往妻子身边。）

海灵格：试试看，你想跟她多靠近。

丈夫：在这里感觉很好。

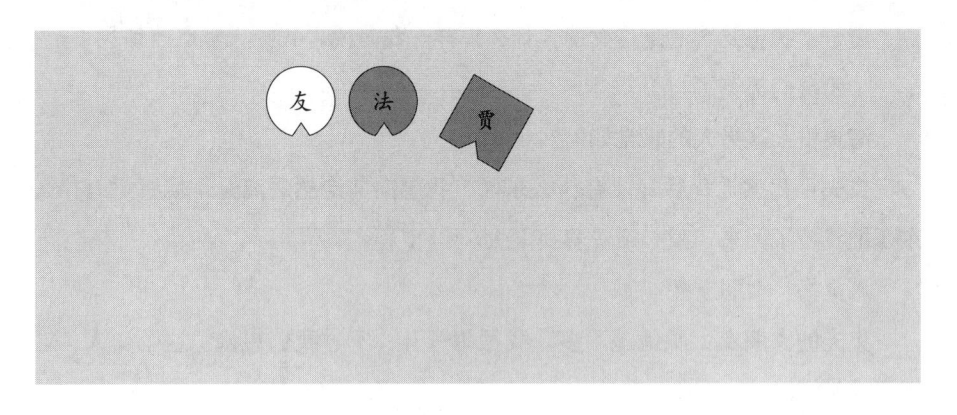

海灵格（对着团体）：你们如果能非常客观地、不带偏见地看这件事，就会发现，是这个女朋友拯救了这段婚姻。

（对着法兰丝卡）：你对这件事有什么看法？

法兰丝卡：我能完全理解。我想就像这样。

海灵格（对着代表们）：谢谢你们，你们可以坐下了。

（对着贾斯汀）：你想说什么吗？

贾斯汀：我了解到，是我自己身上缺少的一些东西，被我的女朋友填满了。

海灵格：你看着这件事时有什么感觉？

贾斯汀：很好。

海灵格：我想要说一些东西，那对你可能会有帮助。如果你有女朋友，请她尊重你的妻子，好吗？（贾斯汀点头。）

海灵格（对着法兰丝卡）：你想要补充些什么吗？

法兰丝卡：很显然的，这整件事对我来说是个大麻烦。我们之间的问题已经有22年了，我一直都没有勇气离开，即使明知道自己并不快乐。不知为什么，我们之间好像还有什么事情还没解决，但我不知道是什么。那就是为什么我们会在这里的原因，看看能否为我们这段关系和我们的孩子带来一些帮助。

海灵格：这件事就停在这儿吧。你们仍需要一点时间让它发挥影响。

不要苛求

海灵格（对着团体）：在许多夫妻之间，丈夫总是以为他有个妻子，而妻子则以为她有个丈夫。事实上，男人并不拥有妻子，女人也不拥有丈夫，他们只是两个被欲望、爱和希望结合在一起的两个人。在动力和希望背后都有个隐藏的待办任务，而男人与女人都是为了达成这个目的而努力。

一段时间之后，男人将注意到自己并未拥有妻子，而女人也会发现自己并未拥有丈夫，这时，他们会稍微分开，给彼此一点距离与一点自由。当那种"我拥有你所以你也必须拥有我"的要求停止时，两个人才能再度变得紧密，那样的亲密关系将会到达过去所达不到的境界。

决定
死亡预言

海灵格（对着厄尼斯特和莉萨）：你们怎么了？

莉萨：我脑海里经常浮现的是，自去年秋天开始，我的丈夫便不断提到死亡，他说感觉到死亡越来越靠近。那让我觉得很害怕。他父亲又在几个月前过世了，而我们也失去了两个小孩，从那时候开始，便觉得我们之间有道鸿沟，我没办法轻易地触碰到他。

海灵格（对着厄尼斯特）：选一个人代表死亡，然后将你和死亡的关系排列出来。

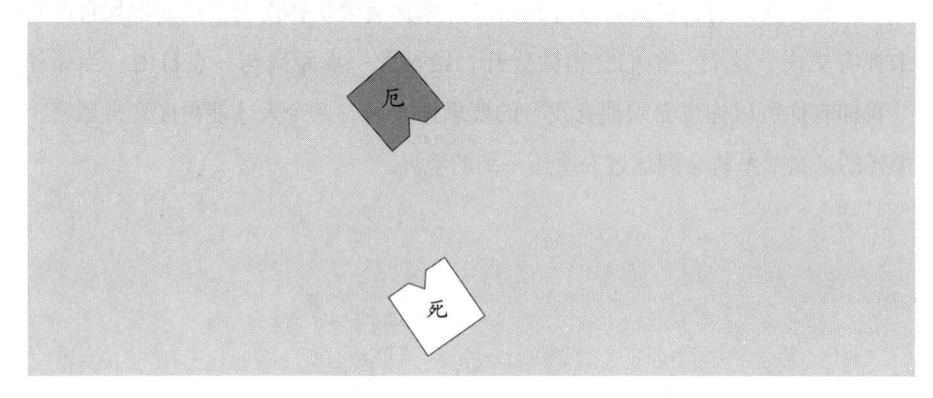

死　死亡
厄　厄尼斯特

（厄尼斯特和死亡对看了一段时间，然后他们转身以小碎步前进。接着他们伸出双手，同时继续注视着对方。）

（死亡将他的手放在厄尼斯特的肩上，厄尼斯特将头靠到死亡的肩上，他们深情拥抱，厄尼斯特十分感动。）

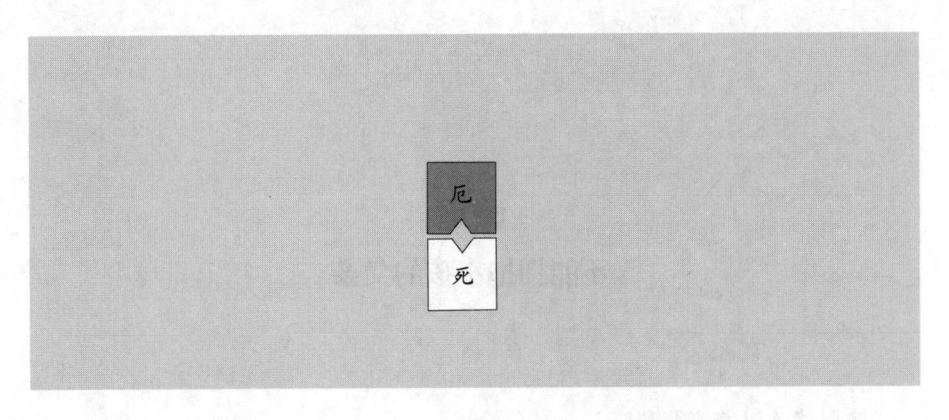

```
    厄
    死
```

（厄尼斯特慢慢地从死亡身上离开，不过他们仍牵着手，看着对方。接着，他们各自慢慢往后退。然后便停了下来，看着彼此很长一段时间。厄尼斯特慢慢转身，走向坐在海灵格旁边的莉萨，他拥抱了她。分开时，他们也凝望着彼此很长一段时间。接着他坐到她的身旁，一手握着她的手，而两个人仍相互对看着。）

海灵格（当厄尼斯特和莉萨停止对看后）：好吧，就这样吧。这对你们两个都是最好的。

（莉萨微笑点头。）

谦逊
不能拥抱小孩的父亲

海灵格（对着安德利亚）：怎么了？

安德利亚：我请求你能帮助我找到亲近我的儿子和女儿的方法。孩子们都不愿意靠近我。

海灵格：你的小孩是这次婚姻生的，还是上一次婚姻？

安德利亚：这一次。

海灵格：选两个人来代表你的孩子。

（安德利亚选出代表，海灵格让他们站在一起，同时面对着安德利亚。）

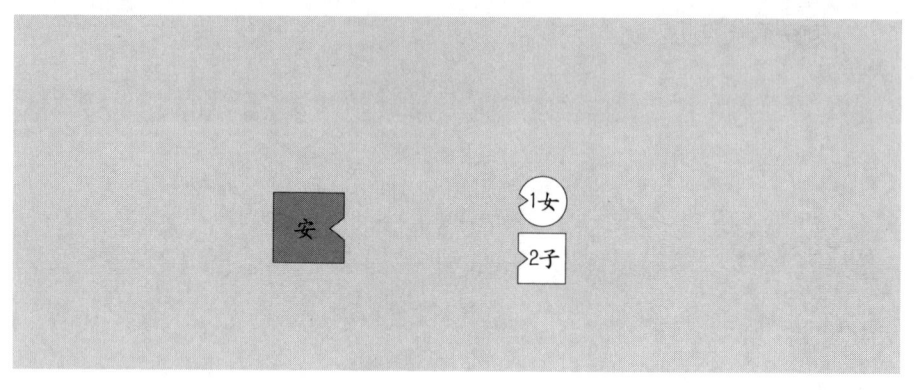

安　安德利亚
1女　第一个小孩，女儿
2子　第二个小孩，儿子

（过一会儿，海灵格选了父亲的代表，加入排列。）

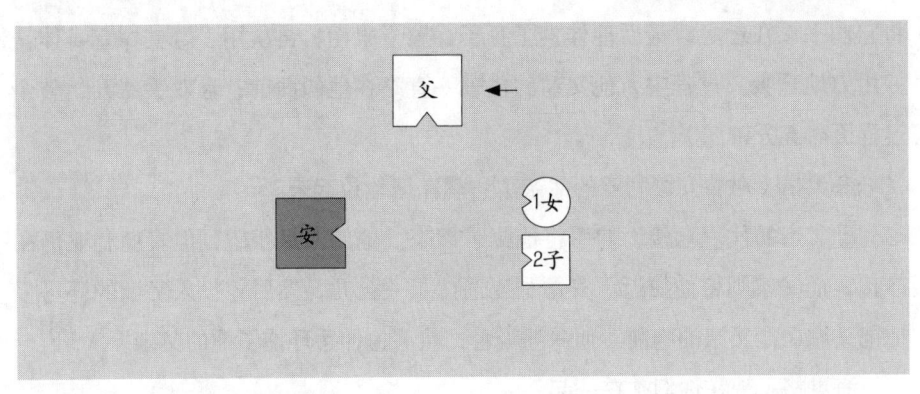

父 安德利亚的父亲

（安德利亚看了他父亲一会儿，接着再看看小孩，然后又移回到他的父亲身上。海灵格将他面向着父亲，让他们看着彼此。当父亲想走向安德利亚时，海灵格阻止了他。）

海灵格（对着安德利亚）：在他面前跪下来，弯下身，趴在地上。将你的手伸到身体前方，掌心朝上。把你的头靠到地上。

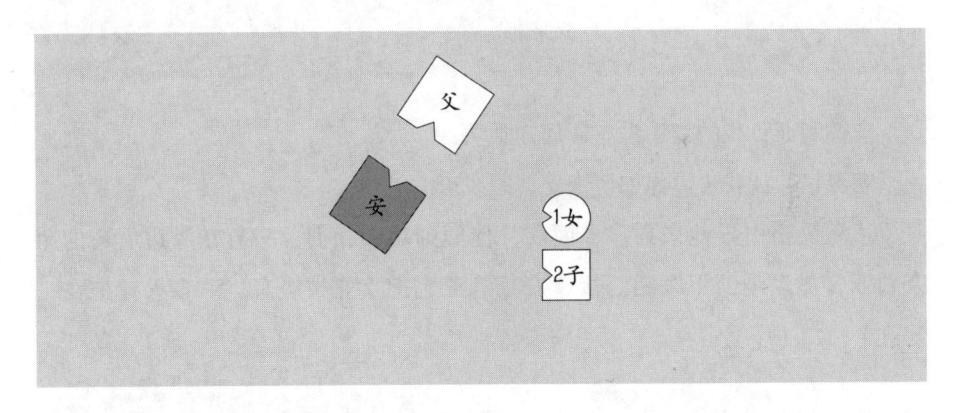

（海灵格将安德利亚的头压低，安德利亚就这样磕头跪着很长一段时间，他用力地呼吸着，还不断地将手时而握拳时而张开，而他的头则是周期性地抬起来又低下去。之后，他稍微把身体伸直，并用手支撑着身体。等了一段时间之后，他再次弯腰低头，并握紧拳头，然后再又坐直身体，看起来很挣扎。孩子们看着他，不由自主地抱在一起。

安德利亚拭去眼角的泪水，再次弯下身，握紧拳头。接着，他打开双手，将它们平放在地上。最后他伸直了身子，擦干眼泪，再次用手臂支撑着身体，并用力地呼吸。过程中，他父亲的代表一直站在他的面前，且双手展开，整个过程历时五分钟。）

海灵格（对着安德利亚的父亲）：现在把他拉起来。

（父亲的代表弯腰，伸手将他拉了起来。他们四目相望，但安德利亚仍在挣扎，他父亲则将他拉近。安德利亚僵持了一会儿，然后才投入父亲的怀里，他把头靠在他父亲的胸前。他深呼吸着，然后也伸手环抱了他的父亲。）

海灵格：现在你们站在一起。

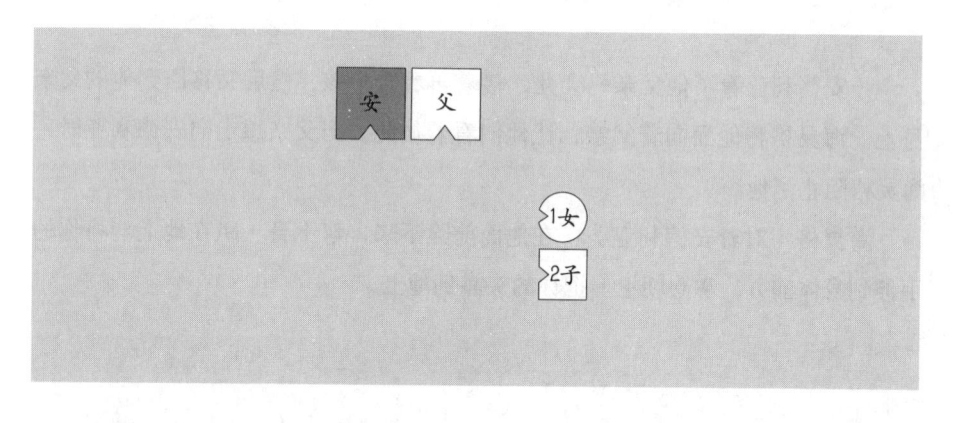

安德利亚：我的双手没有任何知觉啊。

海灵格：让我告诉你如何恢复，跟我来。

（海灵格引导他来到孩子面前，他们则温暖相拥。一直在旁边看着的康奈莉亚，激动地流下眼泪。接着安德利亚也把女儿拉进来，三个人拥抱在一起。）

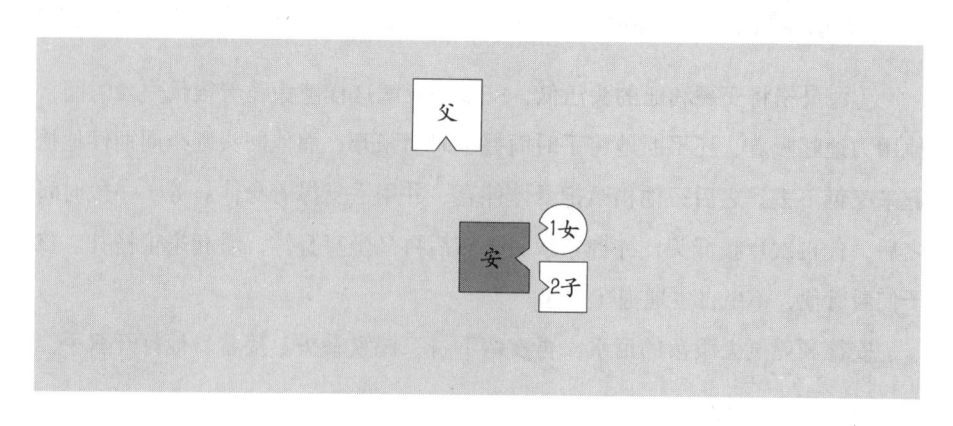

海灵格（对着安德利亚）：你现在觉得如何？

安德利亚（用力地呼吸）：好多了。

海灵格：女儿呢？

第一个小孩：很好。一开始有点抗拒，当他的父亲加入时，对我来说他忽然变得很巨大。在他弯腰与内在自我对抗时，我非常以他为荣。

海灵格（对着儿子）：你呢？

第二个小孩：他一开始站在我面前时，我心跳得很快。然后，当他做出那样谦卑的动作时，真的打动了我的心，不过，我的膝盖一直在发抖。但当他走向我们的时候感觉就好多了，感觉一切踏实了，稳定了。

海灵格（对着安德利亚）：感谢主，在这里我们不用宽恕你。

安德利亚：这是个新的状况，我应该一开始就这样做。

海灵格：没错，现在做也不迟。

（对着安德利亚父亲的代表）：你觉得呢？

父亲的代表：很难不快点把他拉起来。

海灵格：这就是为人父亲会做的事。而治疗师就有点冷酷了。

（学员们笑了。）

（安德利亚和康奈莉亚互相拥抱，并把头靠在父亲的肩上。）

如果你需要我，我会在这里
有个弱智的姐姐

海灵格（对着芭芭拉）：你的问题是什么？

芭芭拉：与我的原生家庭有关。我们家有五个兄弟姐妹，我是最小的一个。我上面的姐姐是个弱智。

海灵格：我们选两个人，代表你和你的姐姐。

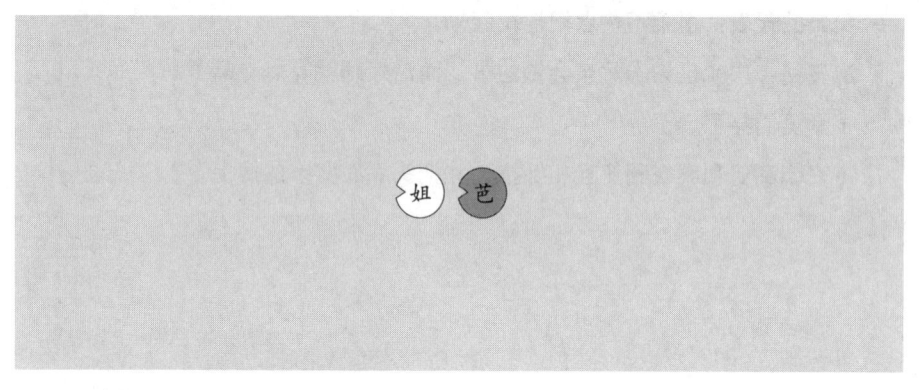

姐　第四个小孩，女儿，弱智
芭　第五个小孩，女儿（芭芭拉）

（弱智小孩的代表将头转向她妹妹，并看着她很长一段时间。接着她以小碎步转向她，再轻盈地往后退。芭芭拉的代表也稍微退开，然后她们面对面地站着。弱智小孩的代表的手则时而打开，时而合起。）

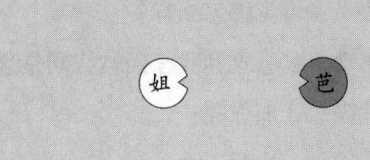

海灵格（过了一会儿，对着芭芭拉）：你姐姐跟谁住在一起？

芭芭拉：她有几年是跟我住在一起，现在她住在疗养院里。

海灵格：她在那里好吗？

芭芭拉：不太好。她不想待在那儿，她想跟我一起住。

海灵格（对着芭芭拉的代表）：你觉得呢？

第五个小孩：我很怕我姐姐。她对我来说极具影响力，当她站在那儿时，对我来说是一种巨大的挑战。

海灵格（对着姐姐的代表）：你发生了什么事？

第四个小孩：我想跟她保持距离。当我们站得很近的时候，我也会觉得害怕。

海灵格（对着芭芭拉的代表）：告诉她："我是你的妹妹。"

第五个小孩：我是你的妹妹。

海灵格："我是健康的。"

第五个小孩：我是健康的。

海灵格："我认为这是个特别的礼物。"

第五个小孩：我认为这是个特别的礼物。

海灵格："我想跟你一起分享。"

第五个小孩：我想跟你一起分享。

海灵格："如果你需要我，我就在那里。"

第五个小孩：如果你需要我，我就在那里。

海灵格："我永远都是你的妹妹。"

第五个小孩：我永远都是你的妹妹。

海灵格（对着姐姐的代表）：你觉得怎么样？

第四个小孩：我觉得很感动，也感觉到我已经被认同是这样一个人了。

海灵格（对着芭芭拉的代表）：那你呢？

第五个小孩：她的影响力很大，比我还大。

海灵格（对着姐姐的代表）：跟你妹妹说："拜托。"

第四个小孩：拜托。

（姐妹俩对望了很长一段时间，然后慢慢靠近对方。看得出来她们很迟疑，她们不断地又张手又握拳，那显示出她们很不自在。）

海灵格（过了一会儿，对着芭芭拉的代表）：再往前一步。

（两人都向前一步，芭芭拉的代表用手抱住了姐姐。过了一会儿，她们放手，看着对方。）

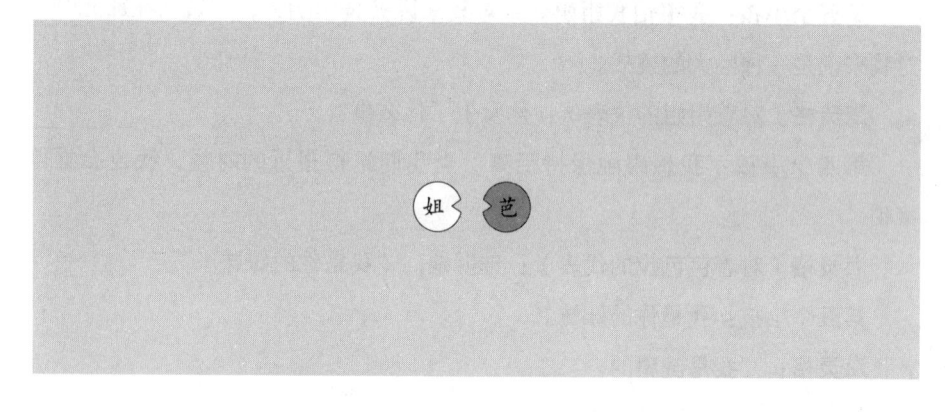

海灵格（对着芭芭拉的代表）：现在告诉她："是的。"

第五个小孩：是的。

（两姐妹一动也不动地继续看着对方。）

海灵格（对着芭芭拉的代表）：你觉得如何？

第五个小孩：我对自己还是有些不确定。好像还有些什么东西卡在我们之间，我想靠近她，但又很怕会被要求、被抓住。

海灵格：告诉她："我会为你做任何事。"

第五个小孩：我会为你做任何事。

海灵格："无论你需要什么。"

第五个小孩：无论你需要什么。

海灵格："你可以完全依赖我。"

第五个小孩：你可以完全依赖我。

海灵格："我是你的妹妹。"

第五个小孩：我是你的妹妹。

海灵格：这样的感觉如何？

第五个小孩：这给了我力量。

海灵格：是的。

（对着姐姐的代表）：那你呢？

第四个小孩：我觉得很感动。

（两姊妹相视微笑，并手挽着手。）

海灵格（暂停了一下。对着姐姐的代表）：这样还好吗？

第四个小孩：感觉很好。

海灵格（对着芭芭拉的代表）：你呢？

第五个小孩：我想抚慰她。

海灵格：很好，就是这样。你们做得很好。

全力付出

海灵格（对着团体）：残障的伟大是会使人大吃一惊的。

（对着芭芭拉）：隐在残障背后的心灵十分伟大而纯洁。毫无疑问，你的代表也感受到这一点。现在所需要做的，便是以尊敬的心看待这个人的命运。我们在这里展现了一些重要的东西。我们通常会害怕，一旦跟他们有了牵扯，我们会被需求吞没，再也没有任何东西能留给自己。

举个例子给你听。有个专治酒鬼的医生，他之前的一位病人打了电话给他，问他是否能再去看诊。医生担心这病人可能需要许多疗程，因而迟迟不敢让他预约。我建议他这样跟病人说："我会为你做任何事。"他拒绝了，但我仍鼓励他试一试，看看他若是这么说且真心地这样做之后，会有什么影响。当我再次遇见他时，他告诉我，那位病人只去看诊一次，就没再去了。

当我们全心付出时，是不会有任何伤害的。一旦有所保留，彼此的关系便会出现负面元素，让彼此都不快乐。

这对那些担心自己以后必须照顾病人，并已开始描绘未来必须承担责任的孩子身上将可得到印证。然而最简单的解决方法是，对双亲说："当你需要我，当你老了的时候，我会为你做任何事，特别是对的事。"这是个重要的解题良方。

同样的，在你和你姐姐的关系中，你告诉她："我会为你做任何事，特别是对的事。"对的事就是可以为她做的，那你就不会感受到负面的情绪了，我说到重点了吗？

芭芭拉：是的。

回顾以获得洞见

你们可能会有疑惑，什么样的认知基础可以导出本书中所描述的见识与解决方法。我称它为现象学知识的途径，我所要说的与一般知识途径则有些差异，它可以经由故事来阐明。

认知

曾经有个人一直在找寻最根本的答案。他骑着脚踏车，往开阔的乡间道路出发，他骑了很远，已经远离了熟悉的道路，这时，他发现了一条未知的路。

沿着这条路，没有任何路标，他只能信赖他的眼睛以及每一个步伐所提供的信息。充满探险热情的他继续前进，而之前预知到的东西似乎也越来越确定了。

来到这条路的尽头，那是一条大河流，这个人下车看了看，他发现，如果他想继续前进，便得将他身上所有的物品都留在河边，还得离开这稳固的地面，并被一种远超过他自身的力量所驱使，而他别无选择地得将自己交托出去。他迟疑了，并向后退了。

在骑往回家的路上，事情忽然变得清楚了，什么对他才是真正有帮助的，其实他知道的很有限，当然他就无法把这样的知识传达给他人。他觉得自己就像某个人骑着脚踏车跟在另一个人的后面，只为了告诉他，他的挡泥板松了。

他对那个男人大叫："嘿，你的挡泥板松了！"——"什么？"——"你的挡泥板松了！"——"我听不见，我的挡泥板松了，喀啦喀啦的声音太吵了！"

这个人突然发现，自己在某个地方做错了，于是他紧急刹车，回转。

过了一会儿，他遇到一位年老的上师，他问："如果你想帮助别人，你会怎么做？大家通常会对一些你也不太了解的事情，向你征询意见，不过就算如此，在跟你谈过之后，他们都会有所帮助。"

上师回答："当某人停下来不再前进，那与知识无关。因为当他需要勇气、想要自由的时候，会先寻求一份安全感。真相是，正确的道路让他别无选择。于是，他会开始绕圈圈。师者并不会被那些借口和幻象动摇，他会找到中心点，然后定位——那就像一个人扬帆等待起风时一样——等待着一句可能影响他的话。当别人靠近他，他们会发现，他就待在那个他们想要去的地方。这答案对彼此都适用，彼此也都是倾听者。"

然后，上师又补充："在中心是毫不费力的。"

通往现象学知识的科学方法及其道路

有两种动作可以得到洞察。一个是探索并领悟之前未知的，紧握着它，直到你完全拥有并可以自由运用，科学的探索便是这种方式之一，我们都知道它是如何改变、保护与丰富了我们的世界及我们的生命。

第二种则是发生在我们暂停探索时。不再专注于某种特定、显而易见或可触及的事物上，而是去看着整个画面。当我们这么做时，我们的目光会同时得到许多东西。例如，当我们看着一个广阔的风景，或是一个将完成的任务，或一个有待解决的问题时，把视野打开，我们会同时察觉到丰富与空虚。如果你不看细节，你会只注意到丰富。这么做，我们会在领悟中停留，然后往后退守，直到我们到达一个空旷之地，以便能容纳所有的丰富与多样性。

这种止思退守的动作，就是我说的现象学（phenomenological）。它能带来探索与捕捉知识之外的不同洞察，这两者是互补的。从科学的角度，即使主动求知，有时候我们也必须暂停一下，让我们的眼睛远离狭隘的目标，看向宽广的画面，从紧靠着改为拉开一点距离来观察。相反地，从现象学的知识途径中得到的洞见，也需要依当下特殊的案例与要点来检视。

过程

在现象学求知的过程中，你会让自己屈服于众多特定的事实范围之内，而不必在它们之中做任何选择，或将它们归因于特定的价值中。这个知识的途径除了要求没有偏见外，也要求不偏心，不管你有多敏感、有什么企图，或有任何思考判断。认知可以同时有方向也不具方向，同时是专注但也是放空的，一切俱存。

现象学的态度是，要求一个人让自己随时处在蓄势待发的状态，通过这样的紧绷，我们会处于高度警觉的认知与戒备中。在体验这种紧绷一段时间之后你会发现，在这多样的特定范围中是与某中心有所联结的，你还会突然发现其中关联，也许来自一连串特别的事件，一个真理，或是应该采取的下一步。可以这么说，这个顿悟来自于外在，而体验可视为一份礼物。不过就一般来说，这样的洞察是有限的。

退守

要以这种方式体验洞察，首要条件是，没有意图。一旦你有了意图，就会把自己的问题混入事实中，甚至可能会去改变原本的东西，以符合你的内在想象，你也会依据自己的想象试图说服或影响其他人。如果你这样做，你就是把自己放在比事实更超越的地位，变成事实为辅，你为主，而忽略了相对于事实，你当为辅。所以，这里很清楚地要求我们，要放弃我们的意图，即便那是个好意图。除此之外，就连常识也要求我们抛弃这些意图，依我们的经验所示，所有好的意图，即便是最好的意图，到最后经常也会搞砸。所以，意图不能作为洞察的替代品。

勇气

洞察的第二个要求是，无惧。如果你害怕发现真相，你只好盲目行事。如果你害怕说出事实，害怕别人不知道会怎么想或会有什么反应，那你就窄化了自己的视野。如果身为治疗师不敢说出患者的真实情况——举例来说，也许他没有多少日子可活——那患者也会害怕治疗师，进而怀疑他的医术。

和谐

无惧和放下意图，可以让我们与真相和谐共处，然而不管事情怎么发生，即便它使人无法抵抗也令人害怕。治疗师要能跟快乐与不幸、无辜与有罪、健康与疾病、生与死和谐共处。在这和谐中，能让你获得足以面对最坏的情况的洞察与力量，甚至能改变它。

这又有另一个故事了。

一位年轻的修行者找到导师后，跟他说："请告诉我什么是自由。"

"哪一种自由？"导师问。

"第一种自由是愚蠢。就像想甩下骑师而大声嘶吼的马，那只会让骑师在下一次把全程状况掌控得更紧。

第二种自由是后悔。就像掌舵的人，在沉船时还坚持不坐上救生艇。

第三种自由是洞察。那是随着愚蠢与后悔而来。它就像风中摇摆的芦苇，因为如此脆弱，它只好弯下腰，也因为它弯腰，让它能站得更稳固。"

年轻的修行者又问："就这样吗？"

导师又说："有些人会认为，他们在寻找的是心灵的真相，但伟大的心灵却是从他们身上去思考与寻找。如同大自然，伟大的心灵足以犯下许多错误，因为它能够轻易地用新的角色替换任何不适合的角色。然而那些遵循伟大心灵的思考的人，有时会被允许拥有自己一点移动的空间。那就像一条河带着泳客，心灵便带着这个人前进靠岸，靠着的，便是他们合一后的力量。"

哲学现象学

哲学现象学和心理治疗现象学是不同的，哲学现象学与认知到什么是现实多变的基础有关。如果我能剖析我自己，找出每一条纹理，这些基本上都是在朦胧中浮现，就像一道道闪电一样。这种认知是无法依我们所有的逻辑来归纳与想象的，毕竟它不够完整。它会持续潜藏在神秘之中，就如同其他事情一样，被非真理所围绕。然而，我能用这种方式来领悟其基本面。举例来说，它就像掌管内耳的平衡一样，通过它，我可以立即察觉，我与系统是不是在和谐的状态中。用这样的方式便能知道，我是否确保了自己的归属，或是危及我的归属。在这种状况下，好的良知只代表，我是否能确定我持续属于这个团体；而坏的良知是，我得担心在我的团体内有没有一席之地。这种良知与普遍适用的法律、事实与判决没什么关系，它会因团体而异。

我也观察到，当我们讨论归属与否的状况以外的事，良知所扮演的是不同的角色，同时也会有着不同的影响。一种不同定义的良知出现在施与受的状况中，而另一种良知则反应在秩序和层级的系统中。每一种不同作用的良知，都是由不同的罪恶感与清白感所维持。然而在这些观察中，最重要的区别是已感受到的良知与仍隐藏着的良知间的差别。最显著的是，依循我们对良知的感受，我们可能侵害了在我们认知之外的隐藏良知。我们遵循自己的感觉，用我们的认知区分罪恶和清白，并在过程中感觉清白，然而因为种种重要的影响，一种更深的良知却将我们的行为视为在散播罪恶。这两种良知是互相冲突的，所以成为每一桩悲剧的基础，或者应该这么说，那是每一个家庭悲剧的基础。它会造成悲惨的纠葛，同时引发意外或严重的伤害，甚至是自杀事件。这冲突同时也造成感情世界的许多悲剧，使得许多相爱的伴侣关系破碎。

心理治疗现象学

心理治疗的洞察不能光从现象学的哲学应用探得。还有另一种方式，我是这样称呼它的，经由关系而得的知识。这个方法可以通过遵照现象学准则而设立的家庭系统排列来获得。

在家庭系统排列中，患者从一群现有的人中选出一些代表，以代表家庭系统中最重要的成员，例如父亲、母亲、兄弟姐妹以及患者自己。而这些代表与患者并不熟悉，患者是根据他当下的感觉，将他们依各自的关系来安排位置。然而经过这样的排列配置，事情往往会明显得让人吃惊，甚至对操作排列的人也一样。这个过程能让人们联结到之前从没注意到的东西，举例来说，有个同事告诉我某个排列，有个女人认为，过去某人可能是她父亲的前女友。她问了父亲和其他家人这件事，但得到的答案都说没这回事。几个月之后，她的父亲接到一封从白俄罗斯写来的信，是个女人寄的，战时她曾是他的最爱。而她寻找他的地址已经找了很久，最近终于找到他。

这位患者的观点只是这整个过程的其中一面，它还有另一个最重要的方面，便是当他们被排列出来时，代表们会开始出现情绪感觉，好像与他们代表的真实人物有所连结一样，甚至在某些案例中还会出现相同的身体症状。甚至还曾发生过，有些代表在听到他们所代表人的身份之前就能感受到。在这些经验中，除了家庭关系和外在条件以外，代表们并不需事先知道他们将代表的人的任何事情，而排列时所显露出来的，也只是患者对其家庭系统成员所知的部分，而这样的概念只要经由简单的参与就能获得，无需任何外在信息的导引。比较令人惊讶的是，这些代表们与这些家庭成员毫无关系且几乎一无所知，但竟能够连结到这个家庭系统中的真相。

当然，对治疗师来说也是一样的。重要的是，治疗师、患者和代表们必须完全抛开意识与害怕，要允许最根本的事实浮现出来。他们必须接纳呈现出来的事实，而不要将之归类到既有的理论、偏见或经验中。这就是现象学角度的心理治疗应用。在这里也一样，抛弃意图与恐惧并认同所显示出来的事实，如此，才能获得洞见。如果不依现象学的态度，家庭系统排列会变成形而上学，会导向错误，威力尽失。我们必须承认自然出现的事实，不夸张，不贬抑，也不要有任何意图中断它的想法。

心灵

比起通过参与来传递信息更令人惊奇的，是这一知识领域的真相——我喜欢称它为伟大的心灵，能引人超越个人的心灵——远超过我们所能想到的方式来寻找出解决之道，而且影响深远，甚至比我们刻意计划出来的方法都要深远。最重要的是，在排列过程中，治疗师尽量不要太过介入，举例来说，在排列中只选出最基本的代表，然后不给任何的指示，让他们能顺着感觉到的动力去作反应，这种动力应是来自外在某些无可抗拒的力量，而它所带来的经验和洞见都是其他情况下无法得到的。

最近，在瑞士的一个工作坊中，我们安排了一位男性的家庭系统排列，他是名犹太人。我选了七位代表，并让他们站在一起，他们代表的是纳粹大屠杀中的受害者。接着，我又加入七位谋杀者的代表，要受害者面对加害者。他们之间的互动大约持续了15分钟，完全没有任何言语对话，那真是让人无法置信。可很清楚的是，除了死亡已经完成之外，还有一种将死的过程尚未完成。即对受害者和加害者来说，唯有当他们能在死亡中联结，能感受到他们被承认与感动，并且最后被超越他们个体的力量所吸收，那死亡才算真正的完整。

宗教现象学

在这里，哲学和心理治疗在一种更伟大的层次被围绕与吸收，在这层次中，我们会体验到自己是在完整的慈悲中，我们必须认识到这是个全然的结局。你们会称其为宗教与精神的层次。不过，在这里我会保持现象学的态度，无欲无惧，不先入为主，纯粹地依照事实所显示的根据。

这就是在其他故事中已被详尽描述的，所谓宗教的洞见与行动。

转折点

有一个人降生在他的家庭、他的故乡，以及他的社会文化中。从他小时候开始便被教导，他要以那些大师为榜样，而他也非常渴望追随这些人，以成为他们的样子。

他和其他有相同想法的人凑在一起，一起执行了这严格的训练许多年，依往例，直到他们也变成那些大师为止，自己的思想、谈吐、感觉和欲望都要与大师一模一样。

只不过，他还是觉得少了些什么，然后他步上了漫长的旅程，去找寻最寂寞的地方，即使得跨越最远的边界。他经过了一个老旧的花园，那已经荒废许久，只剩仍恣意绽放着的野玫瑰，以及因为没有人照顾也没有人想摘取而从巨大果树上掉落一地的果实。他走到花园的另一边，已经慢慢进入一片沙漠。

不久之后，他被这莫名的空虚所包围，对他来说，每一个方向好像都一样，而出现在他眼前的景物，有时也证实将是一无所有。他开始好像被人逼迫似地徘徊，过了很久之后，他终于放弃一切的感官知觉。然后他看到前方有泉水，正从地面汩汩冒出，而水也很快被土壤吸收，而且只要有水到达的地方，沙漠转眼便是天堂。

　　在他环顾四周时，看见了两个陌生人朝他靠近。他们的人生和他的一样，也都以他们的大师为遵循的榜样，直到他们也变成那样。

　　他们经过了漫长的旅程，经历了沙漠的空虚，也想要跨越最远的边界。他们一起弯下腰，喝了一些水，每个人都相信自己就快要达到目标了。他们互相自我介绍："我是佛祖释迦牟尼。"

　　——"我是基督耶稣。"

　　——"我是先知穆罕默德。"

　　夜幕低垂，黑夜也包围着他们，就像往常一样，繁星在夜空闪烁，那星光始终永恒不变却也始终遥不可及。他们沉默不语，其中一个人知道，现在的他比以前更接近他的大师了，当他知道无助、无得和谦卑时，他仿佛一瞬间明白了它们对他的意义。他知道他的大师也知道罪恶，也明白该怎么想。

　　第二天早上，这个人回头并逃离了沙漠，再一次，他经过那个被遗弃的花园，他继续走，直到他来到属于他自己的花园。有个老人就站在花园的门前，他似乎已经等他很久了。老人说："一个人得走过这么远的距离之后才找到回家的路，一定很热爱这丰沃的大地。他知道有生长就会有死亡，当其生命终止时，它便成为了滋养。"这个人回答："是的，我同意这大地法则。"自此，他开始深耕于大地。

Hellinger® schule

Bert Hellinger and Sophie Hellinger
"New Family Constellation"
伯特·海灵格与索菲·海灵格
"新家庭系统排列"

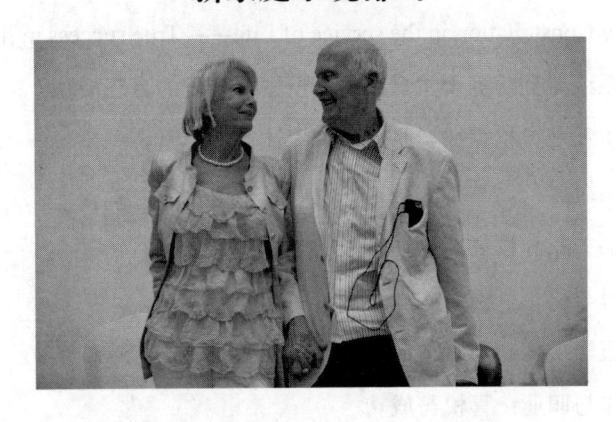

  通过海灵格学校，索菲·海灵格与伯特·海灵格展示和传授新家庭系统排列。家庭系统排列的领悟及其传授内容源于海灵格科学。

  海灵格科学是一门广泛科学，是人类关系序位的科学。伯特·海灵格发现了这门科学，他和索菲一起共同努力，使其获得提升和发展。海灵格学校引领着爱的序位的理论和实践，确保家庭系统排列的教学质量与伯特·海灵格和索菲·海灵格所引领的家庭系统排列同频一致。

  尤为重要的是，海灵格学校服务于生命与成功。几十年来，海灵格学校已经培养出许多一流水准的老师，他们通过家庭系统排列工作坊，协助许多人获得了成功。

  海灵格家庭系统排列师培训课程的形式与方法，在海灵格科学的引领下独具一格。来自世界各地的人们在这里学习，他们跟随家庭系统排列的源头学习，因而有能力并被允许传递这份支持生命的礼物。

索菲·海灵格是海灵格学校的创始人，也是一位先锋，一直在寻求新的和非传统家庭系统排列的应用领域。她致力于服务人类，在协助生命的领域活跃了几十年。她的研究领域非常广泛，其成果远远超越了很多疗愈方法所能达到的。她的知识与技能跨越了从职业到健康、从心智到身体等诸多生命领域。

Family Constellation in the service of Life——True success in life and love

家庭系统排列服务于生命，服务于生命与爱的真正成功

工作坊和海灵格家排导师班内容概述：

家族系统排列、冥想和练习的议题包括：

- 伴侣关系和性：圆满而持久的爱

- 父母与孩子：当今的教育

- 健康与疾病：症状与内在移动

- 工作与职业：喜悦与成功

- 金钱的系统动力：人们可以"吸引"金钱吗？

- 生命障碍：是什么障碍？什么制约了我们的生命？

- 生命的基本法则：一切的关键

- 更多

我们的工作坊和家排导师班总是根据不断发展的生活需求发展与调整。

您可以扫描并关注我们的公众号，上面有您想了解的信息：

您也可以访问我们的网站

www.hellinger.com